たんぽぽ先生の
在宅医療エッセイ

～在宅医療で大切なこと～

たんぽぽクリニック医師

永 井 康 徳

はじめに

　私は、在宅医療のエキスパートとして、在宅医療の普及のために年間60回くらい全国を飛び回って講演をしていましたが、コロナ禍で全く講演がなくなってしまいました。そんな時、2020年4月1日に愛媛新聞「四季録」の連載が始まりました。毎週1,000字の原稿を書くのは、なかなか大変だなと最初は思っていたのですが、書き始めると意外と苦にならない自分に気づきました。しかも、コロナ禍で仕事以外は外出することもない巣ごもりでしたから、たっぷり時間もありました。毎週の原稿を書き始めると、これまでたくさんの在宅患者さんやご家族に教えていただいた多くのことを地域の方々に還元したいと思う気持ちが強くなりました。在宅医療の選択肢や私の思う大切な事を多くの一般の方々にお伝えしたいと思い、これまで講演会や勉強会をしてきましたが、皮肉にもコロナを機会に四季録を通して、愛媛県下のさらに多くの方々にお伝えする機会が得られたことを本当に感謝しています。毎回の四季録を切り取って、大切に保存していただいたり、ノートに貼っていただいている方もたくさんおられましたし、四季録のテーマについて

夫婦や友人達と議論していただいた方たちもいました。まさに
この四季録が人生会議のきっかけになっているということは本
当に嬉しい限りでした。8割の方が病院で最期を迎える日本で、
亡くなっても納得できる最期が迎えられるよう、在宅医療がそ
の一助になる事を願って、この本を出版させていただきたいと
思います。

目　　次

表紙絵：こしのりょう

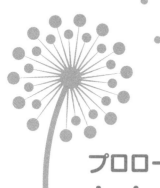

プロローグ

たんぽぽクリニック
20年の軌跡

2000年に在宅医療専門クリニックを開業

　介護保険法が施行された2000年、私が開業した「たんぽぽクリニック」は、四国初の在宅医療専門クリニックでした。当時、外来も入院も持たず在宅医療だけに特化するクリニックは大都市にしか存在せず、希有な存在でした。私はその時まだ34歳で、へき地医療の経験を積みながら、在宅医療にやりがいと魅力を感じていました。その頃の日本は高齢化率が世界一となり、介護保険法が導入され、これから社会全体で高齢者をどのように介護し、社会保障問題をどう解決していくのかという幕開けの時代でした。

　在宅医療専門クリニックの開業を決意した時、仲の良かった医学部の同級生数名と一緒に飲みながら、相談したことを今でも憶えています。私はこう話しました。「在宅医療を自分で実際にやってみて、とても興味深いし患者さんにも喜ばれると思う。時代も在宅医療を求めていて、今後の社会の中で必要とされる医療だ。在宅医療は外来や入院患者を診ながらという環境や時間の中で行われるのではなく、在宅医療専門のクリニックが必要になると思う。なぜなら、在宅に特化しないとできないことがあるからだ。在宅医療専門クリニックの存在がそれぞれ

の地域の医療のあり方を指し示し、日本全体の在宅医療の質を上げていくと思うんだ」それを聞いていた友人たちは皆、在宅医療の将来性に共感し、ぜひチャレンジするようにと私の背中を押してくれました。私はこう続けました。「在宅医療専門クリニックを開業することに何の迷いもないが、一つだけ自分の中で心配なことがある。それは、自分が生涯にわたり在宅医療だけに取り組んで医師としてのやりがいを満たせるのかということだ。でもそれは自分で実際にやってみないとわからない。」友人たちは私のそんな一抹の不安も共に感じてくれていました。

　2020年、たんぽぽクリニックは開業20年を迎えました。小さな事務所に車1台、職員3人、患者0人から始めたたんぽぽクリニックでしたが、現在は職員100人の多職種チームを有し、外来と有床診療所を備え、60km余り離れたへき地診療所の運営もしています。在宅医療のフロントランナーとして、真っ直ぐに突っ走ってきた20年間でした。七転び八起き以上の失敗と立ち直りを繰り返しながらも、患者さんやご家族からたくさんの学びをいただき、職員と共に組織を作ってきました。地域のニーズはどの辺りが上限なのだろうかとずっと考えてきましたが、今ではニーズには上限自体がないことに気付きました。在

宅医療のレベルが上がると地域のニーズもまた上がるのです。開業前の私は、在宅医療だけでは医師としてのやりがいがなくなるのではと危惧しましたが、そんなことを考える間もないくらいに魅力を感じ、新しいことにチャレンジし続けた20年間でした。

へき地医療の経験が原点

1992年に愛媛大学医学部を卒業し、自治医科大学地域医療学教室での研修後、シニアレジデント3年目の時にはじめて赴任したのが、愛媛県の南予地方にある当時人口約1800人の明浜町俵津地区でした。リアス式海岸に面するこの穏やかな町は海と山に囲まれ、真珠の養殖と山の斜面でのミカン栽培が主な産業。この地にある「国保俵津診療所」は、まさに私が描いていたイメージ通りのへき地診療所でした。

29歳で国保俵津診療所の所長として赴任した私は、外来診療の合間に在宅医療の枠を設け、手探りで訪問診療と訪問看護を開始しました。俵津地区は既に高齢化が進んでおり、診療所までの通院ができずに在宅医療の対象となる患者さんはすぐに30~40人見つかりました。今考えると当時はまだまだ未熟な在

宅医療でしたが、それでも３年くらい経つと地域で亡くなる方の３分の１を俵津診療所で看取るまでになりました。

　地域医療の醍醐味は、子供からお年寄りまでその地域をまるごと診ることだと思います。赴任して３年後には地域を歩いている人を見ると、その人のことだけでなく、その人の家族・親戚までもが背景として思い浮かぶようになりました。そして病気だけではなく、その人の「人となり」や「生き方」までも見えてきたのです。患者さんの人生をまるごと診ていくことのできる地域医療は本当に楽しくやりがいのあるものでした。

在宅医療専門クリニックを作った理由

　へき地診療所で多くの高齢患者さんを診ていた私は、病気や障がいで診療所に通えない方がいると、自然に患者さん宅を訪問し在宅医療をするようになりました。

　ある時、がん末期の患者さんから「家で看取ってほしい」との依頼を受け訪問診療を開始しました。約１年間の療養後状態が悪化し、看取りまであと１週間程度と思われる中、奥さんが突然入院させたいと言われたのです。これまで一生懸命看てこられたのに、介護で疲れたのだろうかと心配になり、私が理由

を尋ねると思いがけない言葉が返ってきました。「先生、私は家で看取るのは初めてなんです。先生が家の前を通って、町の外に出て行くのを見ると不安でたまらなくて……」

その患者さん宅は私の自宅のすぐそばでした。休日に私たち家族が町外へ買い物に出るのを見る度に、すぐ駆けつけてもらえなくなることを心配していたそうです。その気持ちを察した私は、「分かりました。必ずいつでも連絡が取れるようにしますから、最期まで家で看ましょう」と話しました。その言葉に奥さんは涙を流し喜んでくれました。

患者さんを家で看取った時、私の中で次のような思いが駆け巡りました。「病院で看取るのが当たり前の時代に、家で看取ることは難しい。その不安をとりのぞく医療を提供しない限り、家での看取りは定着しない。在宅医療は片手間ではできないのだ」この出来事を機に、私は専門性を持って在宅医療に特化していくことを決意したのです。

出過ぎた杭は打たれない！

在宅医療専門のたんぽぽクリニックを開業した時、周囲からは在宅医療を専門にやるなんて変わったやつだなと思われてい

たかもしれません。また反対に、これからの高齢社会に目をつけ、まだ都会にしかないような在宅医療専門クリニックを立ち上げるなんて……と警戒の目で見られていたかもしれません。どちらにしても、保守的なこの地域で画期的な取り組みをすることは非常に目立ったようで、いわゆる「出る杭は打たれる」といったことも数多く経験しました。

　たんぽぽクリニックの開設当初は、重症患者や看取りの時期にある患者を家で最期までしっかり看たいと考えていました。あえて外来や入院施設を持たず、すべての時間を在宅患者のために割こうと考えていました。外来診療の時間は訪問できないなどということがないように、患者さんが必要な時にきちんと対応できる在宅医療を行いたいと思ったのです。夜間・休日を問わず電話対応し、状態に応じて訪問看護や往診で対応することを約束しました。当時は、このような24時間・365日体制で訪問医療を行う診療所はこの地域にはありませんでした。いつでも対応してくれる安心感がなければ在宅での療養や看取りは広がらないと考え、在宅医療専門クリニックを開業したわけですから、24時間対応は私にとって当然のことでしたが、周囲は１人で診療して24時間対応などできるわけがないと思っていたようでした。

それでも私は「出る杭は打たれる」からおとなしく足並みを揃えるのではなく、人生は一度しかないのだから、自分がやりたいことや正しいと思うことを精一杯やっていこうと決意しました。「出過ぎた杭は打たれないのだ！」そう考え、出過ぎた杭を目指してより意欲的に活動したのです。

疲弊しないシステム作りと地域医療の継続

　開業当時、私には幼稚園に通う二人の子供がいました。私が24時間・365日対応の仕事を始めたので、家族にはとても負担をかけました。昼夜問わず、いつ患者さんから呼ばれるかもしれない。子供の運動会が始まってすぐに往診依頼があり、楽しみにしていた子供の晴れ舞台を見られなかったこともあります。もちろん遠出の旅行もできませんでした。それでも私は24時間対応の在宅医療にこだわり、継続してきました。私のように自宅での長期の療養や看取りを支援するのは、医師の中でも少数派でした。しかし、これが定着すれば「最期は病院の時代」から「在宅でも最期まで安心して療養できる時代」に変革できることを確信していました。そして、病院で亡くなる方が８割という社会の中で、在宅医の複数体制を実現し、患者主役

の多職種によるチーム医療に注力することで、在宅医療のモデルを構築することができたのです。在宅医療における24時間体制には以下の４つの段階があると考えています。

在宅医療における24時間対応の４つの段階

第１段階：電話対応のみ
　　　　患者さんやご家族、施設からの連絡や相談に対し電話で指示を行う
第２段階：訪問看護での対応
　　　　患者さんから受けた連絡や相談に対し、医師が看護師に指示を出し訪問看護で対応する
第３段階：訪問看護と往診のどちらかで対応
　　　　夜間に患者さんから連絡があった時、看護師が対応できる場合は訪問看護、医師での対応が必要な場合は医師が往診する
第４段階：いつでもどんな状況でも医師が対応できる24時間の体制

　多くの方は、第３段階までの対応ができれば十分だと思われるかもしれませんが、患者さんやご家族が本当に安心して在宅療養を続けるためには、さらに踏み込んだ対応が必要です。それこそが第４段階の「いつでもどんな状況でも24時間医師が対応できる体制」なのです。医療従事者の都合ではなく、患者さ

んの事情や希望に合わせてきめ細やかに対応します。

　第４段階のような対応は、どんなに志が高く情熱のある医師であっても１人で行うには限界があります。１人では不可能なことを支えるシステムがあってこそ、24時間体制は可能になるのです。このような質の高い在宅医療を提供しながらも、医師が疲弊しない方法はないものか……。そう考え続けて辿り着いたのが、現在の『４人１ユニット制』のたんぽぽ方式です。たんぽぽ方式では、医師、看護師がそれぞれ４人以上の複数体制で当番を組み、ファーストコールはいつも診療に同行し患者さんを知っている看護師が受けます。必要があれば当番の医師が訪問します。このような連携ができる前提として、ITツールや電子カルテで患者さんの情報を共有し、日々のミーティングで議論しながら方針の統一を図っているのです。この方法により患者さんへの24時間対応を保証しながら職員が疲弊せずに勤務でき、オンとオフの時間を明確にして働くことが可能になりました。

　以前、へき地診療所での勤務時に、24時間対応をしたいけれども単独では継続できないというジレンマを私自身が抱えていました。自分の人生や生活を犠牲にして奉仕するスーパー医師でなければできないような医療は、その医師がいなくなれば継

続できなくなります。現に俵津地区では私がいなくなった後、在宅医療をしない医師が赴任し、在宅患者も自宅看取りもゼロになってしまいました。地域医療では一時的にどんなに良い医療を提供しても、継続できなければ意味がありません。地域医療は継続してこそ価値があるのです。私はこの地域の医療をもう一度立て直すことを誓い、そのためにも医療者が疲弊せず、たんぽぽクリニックがこの地域に存続できるシステムを作ることを決意したのです。

「自らの無力さ」を自覚し、多職種チームを作る

　地域包括ケアシステムや在宅医療を推進するにあたり、「連携」という言葉が多用されていますが、連携は何のために必要なのでしょうか？

　日本の医療は各職種が「それぞれの技術やパフォーマンスをいかに高めるか」という視点で発展してきました。しかし、単独職種だけで業務を行っていくのがよいのでしょうか？　在宅医療は治せない病や障がい、老化に向き合っていく医療です。そして、在宅医療のゴールは自宅での看取りです。

　患者さんが亡くなる時にそれぞれの専門職だけでできること

は限られています。患者さんが亡くなった後「これで良かった」と納得していただくためには、職域を越えて連携するチーム力が必要です。

　医師、看護師、理学療法士等、介護士、ケアマネジャー、管理栄養士、薬剤師、社会福祉士などの専門職が結集しなければ、患者さんは安心して療養生活を送ることができません。

　在宅医療は「医療だけをやっていればいい」「病気だけを診ていればいい」というものではなく、患者さんと介護をする家族の生活も支えなければなりません。自分が行うサービスだけでは、患者さんの人生や生活を十分に支えられないという「自らの無力さ」を自覚すれば、おのずと多職種連携の必要性を感じ、多くの職種との連携が始まります。他職種、他事業所であっても1つのチームとなり、患者さんと家族を支えるという意識を持つことがとても大切です。そんな思いがあって、私は「在宅医療に連携は必須」だと強く感じています。そしてさらに質の高いケアを目指すには、患者さんの生きがいとなることを知り、その実現に向けて行動すること。さらに、家族の支援にも積極的に関わってほしいと思います。自らの生きがいや家族の介護、精神的な支えがなければ、患者さんは在宅療養を継続できません。このような一歩踏み込んだ支援にも、ぜひ多職

種チームで臨みたいものです。

　また、在宅医療の多職種連携を進めていくには、情報共有と方針の統一が必要です。例えば、看取りの人に点滴をしない方針になったとして、医師や看護師だけがその方針を共有していても、ケアマネジャーやヘルパーが「食べられないのに、点滴もしてもらえないのか？」と発言すれば、患者さんも家族も混乱することでしょう。多職種のチームでは皆が同じ方向を見て、同じ方針で関わることが大切になってきます。

困難事例から逃げない

　開業当初、紹介患者のほとんどが困難事例でした。どのような患者をたんぽぽに紹介したらよいか分からないのか、あるいは周囲が私たちの力量を試そうと思っていたのかもしれません。人工呼吸器装着者や重度の認知症がある患者さん。聴覚障がいがあり手話通訳が必要な患者さん。中には「アルコール中毒」や精神障がいがあり、暴力行為を起こしかねないような患者さんもいました。このような状況でしたから、初めて患者さん宅に伺う時は、いつも面接試験のように緊張していました。「初診」は患者さんによる医師への「面接試験」だと私は思っ

ています。患者さんとご家族は、「この医師は信頼できる人間かどうか」を最初からしっかりと見ています。だからこそ、どうしても初回の1回で信頼関係を築く必要があるのです。

どのような医師が1回で信頼関係を構築できるか?

① 自分のことを理解しようと努め、
　味方になってくれる人

② 自分が一番しんどいことは何かを知り、
　取り除こうと動いてくれる人

③ すべてにおいて納得できる説明を行い、
　安心できる人

④ 自分の主張や思いを押し付けず、
　相手の目や反応を見ながら
　優しく柔軟に対応できる人

どうでしょうか? このような人なら信頼してみようと思うのではないでしょうか。「信頼関係は何度も会って時間をかけて築くもの」という人もいますが、私はそうは思いません。「この人は自分の味方だ」と思ってもらえれば、たった1回の訪問でも信頼してもらうことはできる。信頼関係ができなければ医療を行うことはできません。こうしたコミュニケーション技術を高めることも在宅医療では非常に大切なのです。

　私たちは地域の在宅医療専門クリニックとして、もし自分たちが断われば他に受ける所はないのだという気持ちで、重症の患者さんを引き受けています。どんな困難なことからも逃げずに対応していくことが自分たちの成長にもつながると信じて。

亡くなる最期まで食べる！

　現在、多くの急性期病院では、終末期の患者さんの命を守るために、亡くなる直前まで点滴や注入を行っています。そうすることで命が長らえても、過剰な水分で唾液や痰が増え、絶飲食が続き吸引も必要になります。絶飲食となれば、口から食べる機能はさらに低下し、点滴と痰吸引が繰り返されるようになります。また、身体に付けられたチューブ類を抜いてしまう患者さんは身体を拘束されることもあります。このような医療処置が増えてくると、住み慣れた自宅や施設に退院するのは難しくなります。苦しい治療を受けながら、食べることもできず、病院で亡くなってしまうことになるのです。この循環を私は「終末期の点滴の悪循環」と呼んでいます。たんぽぽクリニックには、急性期病院から絶飲食を言い渡され、点滴と吸引の処置を受けている患者さんが数多く紹介されてきます。

あなたは人生の最期まで食べたいですか？　それとも絶食が
いいですか？　私は最期まで食べたいものを食べて亡くなりた
いです。私が診ている在宅患者さんの多くは既に食べられない
か、近い将来食べられなくなる方です。その方たちの多くが最
期まで食べたいと望まれています。

　「誤嚥」というリスク回避のために安易に絶飲食となってし
まったら、患者さんの食べたいと願う気持ちはどこにもってい
けばよいのでしょうか？

　食支援に積極的に取り組む地域では、この「最期まで食べ
る」取り組みを地域で連携して行い、研修会やシンポジウムも
盛んに行われています。食支援は患者さん家族や多職種が密に
連携してはじめて成立します。「究極の多職種連携」とも言え
るでしょう。そのような食支援を始める事前準備として、欠か
せない大切な要素があると私は感じています。それは次の３つ
です。

　１つ目は、食べる取り組みをする前に、医療を最小限にする
こと。大量の点滴や注入を続けていると口腔内は唾液であふ
れ、吸引が必要になればなかなか食事は始められません。点滴
や注入をしたままでは、多くの患者さんは食べたいという気持
ちになれないのです。まずは点滴や注入を最小限にして、患者

さんの食欲が出るようにしましょう。点滴や注入を最小限の量にすれば、過剰な唾液や痰が少なくなり、少しずつ食べる取り組みを始められます。食べられない患者さんにとっては、まず医師が医療を最小限にすることが食支援のスタートラインとなるのです。

　２つ目は、医師や言語聴覚士に絶食指示を出させないこと。VE検査（嚥下内視鏡検査）を「絶食を判定する検査」ではなく、どんなものをどれくらいなら食べられるかを見極める「積極的な嚥下判定検査」と捉えるのです。私は勝手に「永井の法則」とよんでいますが、「食べたいものを大きな声を出して言える人は食べられる」と大まかに判断しています。当院の言語聴覚士からは、そのような大まかな判断では自分たちの仕事がなくなってしまうと言われるのですが……。私は、食べたいと望む人に食べさせず絶食で亡くならせてもよいのですかと問いたいのです。亡くなる前に多少の誤嚥をするのは誰でも避けられない状況であり、死に至る自然な過程としてとらえることもできると思います。

　３つ目は、「食べたい」と思う患者さんの気持ちを尊重すること。家族を含めた多職種のチームでどうすれば本人が食べられるかを追求していくことです。１人でも「ダメダメ」という

人がいたら、食支援は実現できません。みんなで考え、話し合い、工夫し「これでいいのだ」というチームを作りあげていきましょう。患者さんに好きなものを最期まで味わって喜んでいただくために。

　食支援が進んでいる地域は、多職種連携が進んでいる地域であり、在宅医療が進んでいる地域だと思います。在宅医療を行っている方たちは、亡くなる最期まで食べることのできる食支援を積極的に進めていってほしいと思います。

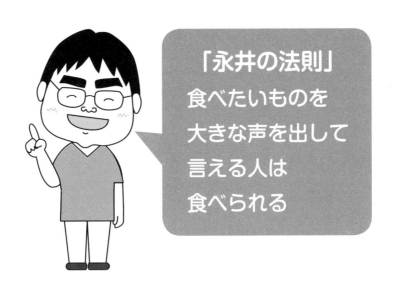

「永井の法則」
食べたいものを
大きな声を出して
言える人は
食べられる

在宅医療のバージョンアップ

　在宅医療の質を上げるためには、在宅医療のバージョンアップが必要です。コンピュータソフトのバージョンのように在宅医療の質を「Ver.1」から「Ver.4」で表現してみます。

　「Ver.1」は「家に帰りたい人が帰れる」段階です。2000年に私が在宅医療専門のたんぽぽクリニックを開業した当初は、医師が自宅に訪問するだけでありがたいと思われる時代でした。しかし、今では地域に在宅医療を積極的に行う医療機関が数多くあり、「この医療機関はどれだけ納得できるサービスをしてくれるのか？」という在宅医療の質が問われる時代になりました。

　「Ver.2」は「多職種連携ができている」という段階。多くの地域では、このレベルを目指して地域包括ケアシステムの構築を進め、１つの目標としているはずです。

　「Ver.3」は「地域づくりに取り組む」段階。社会の課題解決のため、医療・福祉・行政・教育、産業等の関係者等とつながり、どのように地域を変革しコミュニティを再構築するのかが問われます。

　「Ver.4」は「文化を変える」段階です。現在、日本ではあ

らゆる分野で働き方改革が進んでいます。医療の分野では「治す医療」から「支える医療」への大きな転換を図る上で、新しい医療のあり方やシステムが必要とされています。在宅医療は「システム医療」と言われていますが、まさにこれからの時代の新しい医療の形となるでしょう。

在宅医療の質のバージョンアップ

Ver.1　病院から家に帰りたい人が帰れる在宅医療
Ver.2　多職種連携ができている在宅医療
Ver.3　地域づくりに取り組む在宅医療
Ver.4　文化を変える在宅医療

　現在は、病院で約8割の方が看取られる時代ですが、多死社会を迎え、住み慣れた場所での看取りを望む人が増えていくことでしょう。その時に、死への意識改革や看取りの概念の理解が国民に普及していけば、看取りのあり方自体が変わってくると思います。看取りへの意識を変えるような在宅医療が提供できれば、まさに社会や文化そのものが変化していくのではないでしょうか。

在宅医療の質＝理念×システム×人財

　先日、車を走らせている時、道路脇の多くのクリニックを見ながらふと思ったことがあります。開業した医師のほとんどは医師１人で診療を行っていることが多く、当院から全国に開業していった医師たちもたんぽぽクリニックと同じように医師複数体制を築こうと夢を描いて開業していきましたが、「１人医師」のハードルを越えるのはなかなか難しいのが実情です。ではなぜ、私たちの組織はこのような規模になったのだろうと考えました。

　私は開業した当時から複数体制を意識し、疲弊しない体制を作るためのシステムを構築していきました。前述の「たんぽぽ方式」の導入もそのひとつです。そして、当番のオンとオフをはっきりさせるためには、他の職員に自分の患者を任せることが大切です。そのために朝のミーティングを充実させ、情報の共有と方針の統一を行ってきました。ただ情報共有するだけでなく、異なる意見でも議論して方向性を同じくするためにミーティングの質が大切なのです。

　そして、最後に大切なのは、職員の考え方を統一する理念です。常に患者本位の姿勢を貫く方針とそれを指し示すクレドが

私たちを支えています。この疲弊しない24時間対応システム
と、ミーティングでの情報共有と方針の統一、貫く理念があっ
たからこそ、私達の法人組織が形作られてきたのではないかと
考えています。そして、看取り期に点滴や人工栄養を最小限に
する取り組み、亡くなる最期まで食べる食支援、看取りの質を
上げるための多職種でのやりたいこと支援、多くの見学者や研
修医を受け入れる教育研修機能の整備など、多くのことにチャ
レンジしながら成長し続けたことが現在の法人を作り上げたと
思っています。

　開業以来、自分たちが目指す形が見えない在宅医療のフロン
トランナーとして突っ走ってきましたが、20年後に現在のよう
な状況になっているとは想像もつきませんでした。振り返って
思うのはやはり人財です。良い縁がつながって、理念と情熱を
持ったコアメンバーが集まってくれたことが私たちの最大の財
産だと思っています。今後も患者本位を貫ける組織として更に
成長していきたいと思います。

　では、どうすれば在宅医療の質は高められるのでしょうか？
　在宅医療の質は、「理念（熱い思い）×システム（ノウハウ）
×人財（制度の知識）」で表すことができると考えています。
ロケットに例えるなら、目指すべき目標である「理念」だけで

はロケットはどこにも向かいません。しかしそれに「システム」というエンジンがつき、操縦者に優秀なスタッフ「人財」が揃えばその相乗効果ではるか宇宙も目指せるというものです。質の高い在宅医療には理念、システム、人財のどれもが欠かせません。それぞれを磨いていき、さらなる高みを目指していきましょう。

　組織の規模を大きくすることが良いことだとは私は思わないのですが、疲弊しない体制を構築するのに一定の人財は必要です。良い人財を集める３つの方法を以下に挙げておきます。

良い人財を集める３つの方法

① 良い活動をして社会に発信する
（ホームページや SNS ・YouTube は有効）

② 職員が疲弊しない体制を構築する

③ 教育研修機能を充実させる
（ここに来たら働かされるのではなく、ここに来たら学べるという環境を作る）

納得できる看取りのために

　まだまだ病院での看取りが8割近くを占める日本。住み慣れた場所での看取りが可能になるよう地域包括ケアシステムの整備が進められています。しかし、ただ自宅での看取り数を伸ばすことだけを考えているだけでよいのでしょうか？　患者さんやご家族にとって、看取りの機会は一度きりです。「これで良かった」と納得できる看取りであってほしいと思うのです。質の高い看取りとは、「本人の身体が楽でやりたいことができ、見送ったご家族もその死に納得できる」ことではないでしょうか。そのような納得できる看取りを目指すにはどうすればよいのでしょうか？

　「納得できる看取り」のためには、8つの大切なことがあります。

1．患者さん本人とご家族の不安を取り除くこと。療養や生活の不安をなくすことは在宅医療の開始時に最も大切なことです。

2．患者さん、ご家族と信頼関係を築くこと。これは医療の基本であり、どんな困難事例の患者さんにもしっかりと向き合って信頼関係を築くことが大切です。

3．死に向き合うこと。現在の日本では、亡くなる最期まで治し続ける医療が当たり前になっています。「治し続けて死を迎える」のではなく、死に向き合い「亡くなるまでどうより良く生きるか」を考える医療への変革が必要です。

4．身体を楽にすること。痛みやしんどさが強ければ、今の時代は病院に入院したいと思うでしょう。身体を楽にすることは在宅医療でも十分に行うことができます。とことん楽にして、患者さんが穏やかに療養できるようにしましょう。

5．医療を最小限にすること。病院の医療をそのまま在宅に持ち込んでは、患者さん、ご家族、医療者もしんどいだけです。頻回の点滴や吸引、注射などがあっては住み慣れた場所での療養や看取りは難しくなります。

6．亡くなる最期まで食べる支援をすること。医療を最小限にすれば、亡くなる最期まで食べることができます。多職種の専門職が関わり、ご本人が望むのであれば、食べたいものを食べたい時に食べたいだけ味わえるように支援しましょう。

7．患者さんがやりたいことを多職種で支援すること。限られた命に向き合い、身体が楽になれば、やりたいことが出てきます。やりたいことや望みが叶い「いい時間」を過ごせれば、本人はもちろん満足しますし、ご家族も家に帰れてよか

ったと安心できることでしょう。

8．患者さんにとっての最善を一緒に考えること。亡くなる最期までの意思決定は、患者さんはもちろんご家族にとっても大いに迷う選択です。意思決定に関わるスタッフは、患者さんの人生に関わる重要な選択を本人やご家族の心に寄り添いながら一緒に考えましょう。一人ひとりにとって最善は違います。大切なのは選んだ「結果」ではなく、悩みながら歩んだその「過程」なのです。

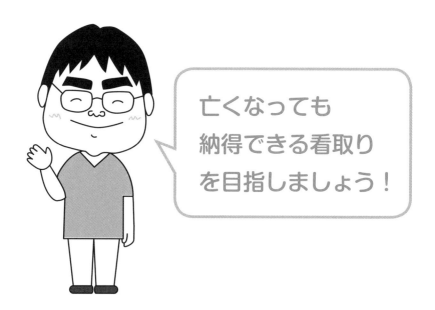

亡くなっても
納得できる看取り
を目指しましょう！

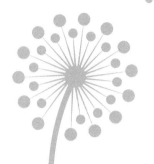

1 天寿と長寿

20数年ほど前、私がへき地診療所に勤務し始めた頃のことです。私はそれまで病院勤務の経験しかなく、食べられなくなったら点滴をして、状態が悪ければ入院をさせるということしか頭にありませんでした。

　当時、地域で最高齢の102歳のおばあさんの所に訪問診療にお伺いしていました。脳梗塞で長年寝たきりでしたが、長男夫婦の手厚い介護を受けながら療養されていました。そのうち日毎に老衰が進み、食事がとれなくなってきました。長男夫婦は入院は望みませんでしたが、食事がとれないことを心配し、点滴を希望されました。本人に食事がとれないから点滴をするように告げたところ、おばあさんは「食事がとれなくなったら終わりだから、絶対に点滴はしてくれるな」とはっきりと言われました。その後も、何度も家族の依頼を受けて点滴を勧めましたが、本人は頑として受け入れませんでした。家族も私もどうすべきか悩みましたが、無理に点滴をすることはできませんでした。なぜなら意に反して点滴をしてしまうことで、おばあさんがこれまで生きてきた102年間の最期を汚してしまうような気がしたからです。私は本人の希望通り点滴をせず自然に看ていきました。点滴をしないとむくみもなく、痰も出ず、楽そうでした。私は医師として、最期に点滴も医療処置もせず自然

に看ていくのはこのときが初めてでした。

　おばあさんは約２週間後に息をひきとりました。顔はむくみ
もなく、とても穏やかで凛としていました。もし点滴をしてい
たら、痰が増えて吸引が必要になったり、むくみが出て、本人
を苦痛にしていたことでしょう。「天寿」を全うすることを医
療が邪魔をしない……そんな自然な看取りも選択肢にあるのだ
ということを教わりました。現在の私の在宅医療での「枯れる
ように亡くなることが一番楽である」という考え方の基本はこ
のおばあさんが教えてくれたと思います。

　これまで日本の医療は治すことを主眼に発展してきました。
最期まで治すことを追求して「長寿」を目指してきたのです。
しかし、多死社会を迎える今、どんなに素晴らしい医療を持っ
てしても、いつか必ず人間は亡くなるのです。そのことにしっ
かりと向き合った上で、自然の死を受け入れることが必要にな
ってくると思います。死に向き合った時、私たちは本人が自分
の人生をどう生ききり、どんな最期を迎えたいのかに思いを馳
せるようになります。「長寿」を目指すのか、「天寿」を目指す
のか？　人生の主人公である本人の希望を追求して「天寿」を
全うする生き方も選択肢としてあるのだと思います。

（令和２年４月１日　愛媛新聞四季録）

たんぽぽ先生のひとこと‥‥‥‥‥‥

　へき地医療を開始した当時、病院の医療しか知らなかった私にこの102歳のおばあさんが「天寿を全うする」とはどういうことかを教えてくれました。

　その後、私は在宅医療を本格的に開始し、住み慣れた家の看取りを行っていきました。たくさんの在宅患者さんを診させていただく中で、点滴をする人、点滴をしない人、様々なケースを診させていただきました。そうすると、やはり点滴をしない方が穏やかで楽な最期を迎えられるのではないかと考えるようになりました。しかし、当時は8割の人が病院で最期まで点滴をし、亡くなる時代でした。家族が家で看取ろうとすると「なぜ病院に行かないのか」「なぜ点滴もしてもらえないのか」と周りの人に責められることも多かったと思います。私が「点滴をしないほうが楽なんですよ」と説明しても、ご家族は「でも、食べられなくなって点滴もしなければ死んでしまうじゃないですか」と言われたものです。点滴をしないことをご家族が納得されない時期が続きました。そんな中、診療時に私はふとご家族が納得しやすい言葉で語りかけてみました。「もう体で処理できなくなっているんですよ」という言葉です。体が脱水になり、点滴をして元気になるのならもちろん点滴します。しかし、水分や栄養をもう体で処理できなくなっているのに点滴をしたら本人がしんどくなるだけだと思うのです。水分や栄養

を体で処理できなくなった時の症状には次の３つがあります。

① 唾液や痰が出る（吸引が必要な状態）
② むくみが出る
③ 胸水や腹水が溜まる

　点滴を体でもう処理できなくなった結果として、このようなしんどい症状が出ることを患者さんやご家族に理解してもらうと、自然な看取りを選択される方が増えました。患者さんのご家族は、もちろん長生きしてもらいたいけれども、つらく苦しい思いをさせてまで長生きしてほしいとは思っていないからだと思います。現在では９割以上が終末期に点滴をしないことを選びます。ただ、点滴をしないこと自体が目的ではないので、最後まで点滴を望む方には行うこともあります。その際には体で処理できなくなった３つの症状が出ないように徐々に輸液量を減らしていくことがポイントです。最期まで点滴を希望される場合は、輸液量が200ml 以下ぐらいであればそんなにしんどくはならないと考えています。その後、私が講演会などで「在宅での自然な看取りに点滴はいらない」という話をすると、多くの医師から「永井先生はなぜそのことに気付いたんだ？」と聞かれましたが、それはこの102歳のおばあさんに教えられたのだと答えました。これまでの常識にとらわれず、自分が

たんぽぽ先生のひとこと・・・・・・・・・・・・・

身を以て経験し感じたことを実践し、患者さんからの学びを自分の中に取り込んでいくことが大切だと感じています。

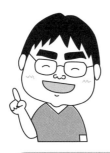

天寿を目指すのか？
長寿を目指すのか？
亡くなる最期は点滴をせずに
自然にみていくのが一番楽

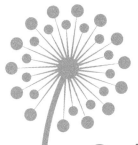

2 経験は
つながっていく

アップル社の創業者スティーブ・ジョブズは、スタンフォード大学の卒業式で、「コネクティング・ザ・ドッツ」（経験はつながっていく）という伝説のスピーチをしています。私はこの言葉を常に心に留めています。

　医学部1回生の時、私は愛媛県南予の無医地区で研修に参加しました。現地に1週間泊まり込み、健診や労働体験、救急医療のアンケート等を行ったのです。そこでわかったのは、無医地区ではやはり医療者を切望しているということでした。その経験がきっかけで、医学部を卒業する時、当時は専門医全盛の時代の中、自分は他の人が行かない場所に行き、より自分を必要としてくれる場所で働きたいと「へき地医療」の道を志したのです。

　自治医科大学での研修後、念願叶い29歳で南予地方の当時明浜町俵津地区にある国保俵津診療所へ所長として赴任しました。住民1,800人の地域にただ一つしかない診療所で、子供からお年寄りまで地域をまるごと診る医療を実践しました。そして、診療所へ通院できない方のために在宅医療をはじめました。その時の体験から在宅医療に魅せられ、生まれ故郷の松山市で県内初となる在宅医療専門クリニックを開業したのです。

　それから12年ほど経ち、以前勤務していた国保俵津診療所は毎年大きな赤字を抱え、閉鎖されることになりました。「地域

で唯一の診療所がなくなる。なんとかしてくんなはい！」と住民からの祈るような思いを受け、たんぽぽ俵津診療所として私たちの法人で運営することを決めました。まずは住み慣れた場所で最後まで過ごせる地域を目指して、24時間対応の在宅医療を積極的に行いました。さらに、松山市の法人から複数の医師が曜日交代で現地に滞在して診療を行う「循環型地域医療」の実現に取り組みました。現在も松山市の本院と俵津診療所をWEBで結び、共通のツールで多職種によるミーティングを行い、患者さんの最新情報を共有しています。これらの取り組みが実を結び、診療所の経営は黒字化しました。平成28年にはこの取り組みが認められ、「第一回日本サービス大賞地方創生大臣賞」を受賞しました。

　医学部で経験した無医地区での医療、医師として若い時に経験したへき地医療、そして在宅医療。それぞれの経験が螺旋のように進化しながらつながっていったのを感じます。若い時の経験に決して無駄なことなどありません。その時に一生懸命関わった経験は必ず将来へとつながり、役立つのです。「経験はつながっていく」この言葉を私の人生の中でも改めて実感し、大切な信念としているのです。

（令和2年4月8日　愛媛新聞四季録）

たんぽぽ先生のひとこと・・・・・・・・・・・・

「今日が人生最後の日だとしたら、今日やることは本当にやりたいことだろうか」「自分の心や直感に従う勇気を持て」

故スティーブ・ジョブズ（Steve Jobs）氏が2005年に母校のスタンフォード大学の卒業生に向けて行った15分ほどの伝説のスピーチで、"Connecting the dots"（点と点がつながる）という話をしています。

以下、スピーチから引用

> 将来をあらかじめ見据えて、点と点をつなぎあわせることなどできません。できることは、後からつなぎあわせることだけです。だから、我々はいまやっていることがいずれ人生のどこかでつながって実を結ぶだろうと信じるしかない。
>
> You can't connect the dots looking forward; you can only connect them looking backwards. So you have to trust that the dots will somehow connect in your future.

彼の言う『点』とは今の時点という意味です。先を読むことは神様にしかできない。でも、今を信じて行動することはできる。その点は1つずつ、やがてつながっていく。今やっていることに今は意味がなくても、あなたがこれから歩んでいく歴史がそれをつなげてくれる。

　一番大切なこと。それは今を信じること。目の前にある仕事や出来事。今のあなたには一見無意味に思えるかもしれない。しかし、今を信じて懸命に事に当たると、やがてすべてはつながっていく。今を信じよう！

　そして、このスピーチの中で、スティーブ・ジョブズは「死」についても語っています。

　以下、スピーチから引用

　17歳のとき、私はこんな文章を読みました。「1日1日を人生最後の日として生きよう。いずれその日が本当にやって来る」。強烈な印象を受けました。そして33年間、毎朝、鏡をみて自問自答しました。「今日が人生最後の日だとしたら、今日やることは本当にやりたいことだろうか」。「No」という答えが幾日も続いたら、私は何かを変える必要があると知るのです。私は1年前に膵臓癌を患いました。死を覚悟したことから、死というものがいかに大切な概念であるかということがわかりました。誰もがいつかは死を迎える、自分もいつかは死ぬという認識が、重大な決断を下すときに一番役立つ。死は生命の最高の発明である。

　56歳で膵臓癌で亡くなったスティーブ・ジョブズですが、「今日が人生最後の日だとしたら、今日やることは本当にやり

たんぽぽ先生のひとこと・・・・・・・・・・・・・

たいことだろうか？」と毎日鏡の前で自らに問いかけ、人生を
駆け抜け、人類に大きな贈り物を残してくれました。彼の生き
方に私も大きな影響を受けました。

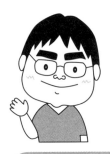

「今日が人生最後の日だとしたら、
今日やることは
本当にやりたいことだろうか」

Connecting the dots
経験はつながっていく

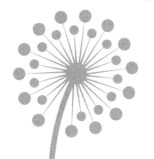

3 看取りの文化

桜の季節になると、以前当院に研修に訪れた台湾の方々から聞いた「最期の一息」という言葉を思い出します。近年、在宅医療は日本のみならず、台湾でも広がりを見せています。現在の台湾の高齢化率は約12%で、約28%の日本ほどではありませんが、なんと2050年には台湾が日本を上回ると予想されています。世界一の高齢化率である日本をはるかに上回るスピードで高齢化が進むため、台湾にとって高齢化対策は喫緊の課題なのです。

　しかし、台湾ではまだ在宅医療サービスが普及しておらず、日本のような介護保険の制度もありません。それでも、急速な高齢化がもたらす医療や介護、福祉の課題を解決する鍵は在宅医療であると考える人たちは、日本の在宅医療に非常に興味を持ち積極的に学ぼうとしています。私も依頼を受けて台湾で講演をしたり、台湾からは医師や看護師、介護職が研修のために何度も当院へ来訪されました。

　日本の病院での看取り率は約8割と世界1位の高率であるのに対し、台湾は現在4割台で住み慣れた場所と病院での看取り率はほぼ同じです。昨今では病院で最期を迎える人が増えてきており、台湾でも自宅や施設での看取りは減少する傾向のようです。

　冒頭の「最期の一息」というのは、台湾の看取りの習慣を表

す言葉だそうです。亡くなる最期の一息（瞬間）を家で迎える
ことを良しとするのです。そのため亡くなる直前、救急車で自
宅に戻って亡くなることもよくあるというのです。この習慣の
是非はともかく、これがまさに台湾の看取りの文化なのだろう
と思います。

　一方、沖縄のある離島では高齢者の多くが病院ではなく自宅
で看取られるそうです。「この島では、老衰で亡くなると大往
生できたと赤飯を炊いてお祝いするんですよ」と地元の方が教
えてくれました。在宅医療が普及しているとは言えない地域に
自宅での看取りが根付いている理由のひとつは、「天寿を全う
した死を肯定的に受け入れる」というこの島に脈々と受け継が
れてきた文化ではないかと考えます。

　それぞれの地域や民族には特有の「看取りの文化」がありま
す。そして、その文化は時代と共に移り変わっていくものだと
思います。超高齢化が進み、死亡者がかつてないほど増加する
「多死社会」を迎える日本では、今後このような住民と医療従
事者双方の意識改革が必要になってくるのではないかと思いま
す。多死社会を迎える日本は今、時代に合わせて「看取りの文
化」を醸成すべき時にきているのではないでしょうか。

（令和 2 年 4 月15日　愛媛新聞四季録）

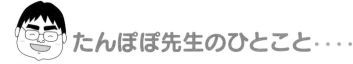
たんぽぽ先生のひとこと・・・・・・・・・・・・・・・・

　　多死社会における在宅医療の本質的価値とは何でしょうか？
高齢化が世界一進んだ日本がどういう医療をするのかが世界か
らも注目されていて、当院には様々な国から見学や研修に来ら
れます。見学者の依頼を受け台湾で講演を行った際、現地のマ
スコミの取材で次のような質問を受けました。「永井先生、日
本は世界一の超高齢社会ですが、なぜ日本は在宅医療、在宅医
療というのですか？　超高齢社会では、なぜそんなに在宅医療
が大切なのですか？」その時に私はこう答えました。

　　「多死社会で在宅医療が本質的に価値がある理由は大きく３
つあると思います。１つ目は、高齢化が進んでいく社会では病
気や障がい、老化などで病院に通院することがどうしても困難
になります。ですから、外来医療と入院医療に次ぐ [在宅医療
] という第３の医療が必要になるんです。そして２つ目は、社
会保障費の観点でも、在宅医療の方が入院医療よりも安いとい
うことです。超高齢社会で社会保障費が増大している日本で
は、今後ますます医療費の問題は大きくなることでしょう。３
つ目は、病気が治らないことや限られた命であること、いつか
死ぬことに向き合えば、住み慣れた場所で最期までいたいとい
う気持ちは強くなると思うからです。

　　この３つのことから私は在宅医療は高齢化が進んだ社会では
本質的に価値があると思うのです」。

　そして、講演の後にある女性が質問をしました。「先生、在宅医療の良さはわかりましたが、台湾の人は誰もが病院で亡くなることを望んでいます。在宅で看取ることなんか誰も望んでいません」。

　それを聞いた私は会場の方々にこう質問してみました。「あなたが最期を迎えたいと思う場所はどこですか？ 病院ですか、施設ですか、自宅ですか？」すると会場の４割くらいの方が「自宅」と答えました。「皆が病院ではないようですね」さらに私はこう質問をしました。「では、病気がもう治らないとわかっていて、お金に困らずに介護してもらえるのであれば、どこがいいですか？」すると、ほぼ全員が「最期は自宅がいい」と手を挙げたのです。

　限られた命であるとわかり、お金と介護の心配がなければ、住み慣れた場所で最期を迎えたいという気持ちはやはりどの国でも同じのようです。台湾では現在のところ介護保険法がなく、診療報酬でも在宅医療が位置づけられていないため、今後は在宅医療をしっかりと制度化し普及していくことが大切です。超高齢社会の日本では、在宅医療の本質的価値を認めた上で国の制度として普及を目指しているのです。

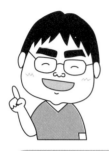

社会で在宅医療に本質的価値が
ある３つの理由

① 高齢化した社会では病気や老
　化、障がいで通院が困難な人
　が多くなる

② 在宅医療の方が入院医療より
　も費用が安い

③ 死に向き合えば最期は家で過
　ごしたいという人が多い

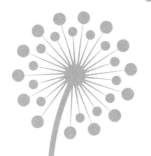

4 ヒトを診る医療

「ピンポーン」まだ辺りも暗い午前5時過ぎ、西予市のへき地にあるたんぽぽ俵津診療所の医師官舎の呼び鈴が鳴りました。玄関まで行ってみると、ドアの向こうで懐中電灯の光と人影が動いています。ドアを開けると「先生…」とご老人が白い発砲スチロールのケースを持って立っていました。「先生、今日は申し訳ないけどこんまい鯛じゃ」。ケースの蓋を開けてみると大きな鯛が1匹と、生きた蛸が入っています。「すごい大きな鯛と蛸ですね！」と私が驚くとその人は得意顔でした。

　彼は91歳の現役漁師です。私の外来診察の時は、必ず一番に診察室に入ってきます。20年以上前、私が国保俵津診療所に勤めていた時は、民生委員として地域住民のお世話をする面倒見のいい人で、長年務めた功績を讃えられて勲章までもらい、地域の漁師さんたちからはレジェンドとして尊敬されています。

　夜明け前、私が松山に帰るまでに釣れたばかりの活きのいい魚を届けようと午前3時頃から漁に出ていたのだとか。この心遣いに彼の人となりと生き方を感じさせられ、頭が下がる思いがしました。いただいた魚を車に乗せて松山に帰る道中、今さらながらに地域の方が診療所に寄せる期待や感謝の念を感じ、身の引き締まる思いがしました。

　地域医療の分野では患者さんの人としての生き方を知ること

はとても大切です。「病気」を診るのではなく、「ヒト」を診るのです。延命治療をするのかどうかといった重大な意思決定支援を、診察室での患者の姿しか見たことがない医師にどこまでできるというのでしょう。延命治療の選択だけでなく、老衰で食べられなくなった時に胃ろうを造るのか、それとも口から食べられるだけ食べて自然に看ていくのか。認知症などで本人が意思を表明できない場合はどうすればよいのか。その答えは、ふだんの患者さんとの関わりの中にありました。患者さんがひとりの人として、今までどう生きてきて、これからどう生きていくのかを、患者さんが元気な頃から日々の暮らしを通して知ること。その人たちの人生観や価値観をよく知っていれば、重大な意思決定の支援において大きな判断材料となります。

　多死社会を迎え、医療はただ治すだけでなく、患者さんの人生を亡くなる最期まで「支える医療」へ転換させることが大切な役割となってきています。「支える医療」の実現のためには、患者さんが元気な頃から関わり、病気だけではなく、生活、家族、人生、地域をみて、その人にとっての最善を一緒になって考えていけるような医療を提供していく必要があると思うのです。

（令和2年4月22日　愛媛新聞四季録）

たんぽぽ先生のひとこと・・・・・・・

　この91歳まで現役の漁師だった方は、96歳になった今も私が訪問診療をしています。60代の頃から民生委員を何十年もつとめた地域のリーダーでした。その活動を認められ国から勲章を授与されました。彼は地元漁師のレジェンドとして慕われ、私たち医療従事者へも尊敬の念を込めていつも大変良くしてくれる方でした。診療所にも朝一番にやって来て、満面の笑顔で診察室へ。そのようなご本人の人となりや生き方を理解し、ご家族の状況も踏まえた上で、これからどう生きるのか、どのような最期を望むのかをじっくりと話していきたいと思います。病気を診るだけでなく、家族や生活、地域とまるごと関わる「ヒトを診る医療」を続けていきたいと思います。

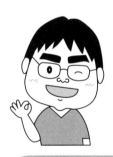

患者さんが、「今までどう生きてきて、これからどう生きていくのか」を一緒に考える医療を提供しよう！

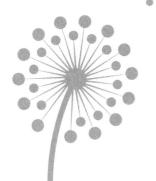

5 人生会議

誰でもいつでも、命に関わる大きな病気やケガをする可能性があります。命の危険が迫った状態になると、約7割の方が医療やケアなどについて、自分の意思を伝えることができなくなると言われています。自分が大事にしていることや望んでいること、どこでどのような医療やケアを受けたいのかを自分自身で前もって考え、周囲の信頼する人たちと話し合い、共有しておくことが大切です。このように、家族や医療・ケアチームと繰り返し話し合い、本人の希望を共有する取り組みを厚生労働省は「人生会議」と名付けました。

　「2025年問題」について皆さんは聞いたことがあるでしょうか？　日本で最も人口の多い団塊の世代が後期高齢者となるのがこの年以降です。その時代は日本の歴史上、最も死亡者が多くなる時代で「多死社会」ともいわれます。治すことを追求して発展してきた日本の医療ですが、80歳以上の高齢者の死亡数が増えていく「多死社会」を迎え、皆が亡くなるまで治し続ける最期で良いのかという命題が突きつけられています。

　今、日本では医療者も国民も死に向き合いきれていないと言われています。最期まで治療を続けると、食べられなくなっても点滴を続け、吸引が必要になり、絶食で亡くなっていきます。

　反対に医療を最小限にして点滴をしなければ吸引は必要なく、最期まで食べるという選択肢も出てきて、住み慣れた場所へ帰れる可能性も高くなります。死に向き合えば自分がどんな最期を迎えたいかを考えることができます。逝き方を考えることは、生き方を考えること。一度しかない人生をどう生きるか、そして、いつか亡くなる時に本人もご家族も「ああ、いい人生だった」と思えるような納得できる最期を迎えることができればいいと思います。

　病気や治療の話というと、「早く決めなければ」と思いがちですが、この「人生会議」で大切なことは「決めなくてもいいからいっぱい話をしよう」ということなのです。どこで死にたいか、病気になった時どうしたいかなどの暗い話ばかりしなくてもいい。本人が何が好きか、何を大切にしているのか、笑顔でいろんな話をして、自分の思っていることを大切な人と共有する。普段からいろんな話をしておくことで、予期しないことや本人すら自分らしさを見失いそうな時に、みんなで納得しながら選択していくことができる。自分が支える時もあれば、支えられる立場になる時もあります。元気なうちから、決めなくてもいいからいっぱい話をしていきましょう。それが「人生会議」です。

（令和2年4月29日　愛媛新聞四季録）

たんぽぽ先生のひとこと・・・・・・・・・

　新型コロナウイルス感染症では、肺炎で重症となり人工呼吸器を付けた時にはかなりの高率で死亡すると言われています。もしハイリスクの在宅患者が人工呼吸器を付けるほど重症化した場合には、亡くなる可能性が高くなるでしょう。そして入院すると、家族の面会も難しくなる可能性が高いと思います。入院して家族にも会えないまま亡くなってしまうことだってあります。まさに今、どう生きて、どのような最期を迎えるのかを考えることが求められていると思います。それは在宅患者のみならず、元気な人も若い人もすべて自分たちがこの新型コロナにどう立ち向かい、どう生きるのかを考えていかなければならないということです。新型コロナウイルス感染症との戦いは、自分自身がどう生きるのかを問うACPの問題でもあり、ポスト新型コロナの世界ではACPの問題を考えることがより普及している可能性が高いと思われます。「逝き方」を考えることは、「生き方」を考えること。いつか亡くなるまで一度しかない人生をどうより良く生きるか、そして本人もご家族も「ああ良かった」と納得のできるような最期を迎えられるといいですね。

※ACP＝アドバンス・ケア・プランニング
　もしもの時のために、あなたが望む医療やケアについて前もって考え、繰り返し話しあって共有する取り組みのこと

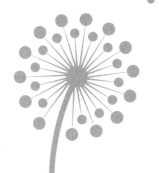

6 最期の入浴

日常生活を制限されている在宅患者さんにとって、入浴は食べることに次ぐ楽しみの1つだと思います。特に訪問入浴は寝たきり状態の方でも、気持ちよく湯船につかり体を洗ってもらえます。その準備と介助、片付けの手際の良さは必見で、見事としか言いようがありません。

　以前、100歳のおばあさんが当院に紹介されてきました。紹介されてきた理由は、別の医療機関から在宅医療を受けていたのですが、その主治医が入浴を許可してくれなかったからだそうです。確かに、在宅患者さんにとっての入浴サービスは、血圧や室温の変化により体調の急変があり得るため気をつける必要はあると思いますが、ご本人の入浴したいという希望を許可しないことがあるのかとも思いました。ご本人は高齢ですが、自分の意思もはっきりし、寝たきりですが新聞も読むほどでした。当院への紹介後、私は「もちろん入浴して構いませんよ」とお話し、何の問題もなく訪問入浴を楽しまれていました。最近の訪問入浴業者さんは、入浴中に本人の思い出の曲を歌いながら入浴させてくれるような所もあり、患者さんもいつも楽しみにしておられました。

　落ち着いた時間が過ごせていましたが、徐々に老衰で食事がとれなくなり、ご自宅で看取ることになりました。私たちは訪問診療や訪問看護で毎日訪問し、ご家族と一緒に看取りのサ

ポートを続けました。もう今日亡くなってもおかしくないという状態となった時、ご家族から「先生、今日は訪問入浴の日でした。本人はお風呂が大好きで、毎回訪問入浴を楽しみにしていました。最期に入浴させたいのですがダメでしょうか？」と尋ねられました。私は入浴している間にもしかすると亡くなるかもしれないという可能性も頭をよぎり一瞬躊躇しましたが、こう言いました。「いいですよ。ただ、入浴している際に呼吸が止まる可能性もありますが、それでもいいですか？」。ご家族は「もちろん」と笑顔で頷かれました。訪問入浴業者の方にも連絡したところ、「先生、亡くなるかもしれないことを納得して入浴を希望されるのなら、精一杯協力させていただきます。最期に入浴を希望されるなんて入浴業者冥利に尽きます」と言われました。そして、おばあさんは無事に入浴をされました。お気に入りの歌を歌ってもらいながら。それからはその入浴業者さんと亡くなる前の訪問入浴のケースを多く経験しました。連絡するときに、私はこう伝えるのです。「最期の入浴、お願いできますか？」

　医師として、リスクがあることをすべて禁じていくのか。よく話し合った上で、患者さん本人の最期の望みを叶えるために動くのか。皆さんはどのような最期を迎えたいですか？

（令和2年5月6日 愛媛新聞四季録）

たんぽぽ先生のひとこと・・・・・・・・・・

　このおばあさんの家を初めて訪問した時、寝たきりではありましたが、ベッドの背をおこして新聞を読んでいました。体調にも大きな変化がないのに、なぜ前医が入浴を許可しなかったのか疑問でした。在宅患者や高齢者の療養生活には様々なリスクがつきもので、特に入浴は体調変動が起こりやすいと言われています。生活の現場では、リスクがあるというだけでそれを遠ざけていては、生活そのものができなくなりますし、本人の希望を叶えることも難しくなります。看取りが近づき、死に向き合っている家族が最期に本人の望みを実現させたいという思いに、ぜひ応えてあげたいと思うのです。リスクがあることを「ダメよ、ダメダメ！」と禁止するのか、「これでいいのだ！」と思えるように望みを叶える支援をするのか、あなたはどちらを選びますか？

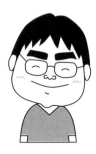

本人がやりたいことを
リスクがあるからと
「ダメよ、ダメダメ！」と
禁止するのか、
「これでいいのだ！」と
応援していくのか
あなたはどちらですか？

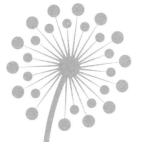

7 楽なように
やりたいように
後悔しないように

当院では、お看取りの時期が近い患者さんへ必ずお話しする
ことがあります。それは「楽なように、やりたいように、後悔
しないように」という信条です。

　1つ目は「楽なように」です。今は緩和医療が発達して、心
や身体のつらさを和らげることができるようになりました。こ
れから在宅療養を始める患者さんに「家に帰って何かしたいこ
とはありますか？」と聞くと、たいていの患者さんは「こんな
に痛くてしんどいのにそんなこと考えられないよ」と言われ
ます。

　そんな時、病気や老化を治すことはできなくても、痛みやし
んどさは緩和医療を用いて楽にすることをお約束します。今で
は、心身の苦痛を取る緩和ケアは、病院・在宅にかかわらず同
等に行うことができます。私たちは、患者さんが痛みやしんど
さを我慢することがないようにお話しして、とことん「楽にな
る」ことを追求するのです。

　2つ目は「やりたいように」です。苦痛から解放された患者
さんにもう一度、やりたいことはないかと聞くと、多くの方が
「先生、病気が治ったら考えるよ」と言われます。しかし、患
者さんと共に、治らない病であること、限られた命であること
に向き合い緩和ケアを提供すれば、自然にやりたいことは出て

きます。最期にやっておきたいこと、行きたい所、家族との思い出づくり、仕事の整理等、それは個々で異なります。その時、機を逸せず患者さんの「やりたいことを叶えられる」よう多職種のチームが一丸となって支援するのです。

　3つ目は「後悔しないように」です。患者さんがやりたかったことを叶えられれば、本人はもちろん、ご家族も達成感と納得感に満たされます。このことは、遺されたご家族の苦痛を和らげ、これからの人生を生きる糧にもなり得るのです。大切な人を亡くして後悔がないことはない、と言われる方もおられるでしょう。しかし、本人の想いを最優先し、考えられる限りの選択肢を提案し、一緒に悩み、時には涙し、寄り添いながら出した結果は、本人やご家族に「これで悔いはない」と納得していただけるのではないかと確信しています。大切なのは最終的な「結果」（アウトカム）ではなく、迷いながら歩んだ「過程」（プロセス）だと思うのです。

　「楽なように、やりたいように、後悔しないように」全力で支援することは、患者さん・ご家族が納得できる最期を迎えるために大切なことだと考えています。

（令和2年5月13日 愛媛新聞四季録）

たんぽぽ先生のひとこと

　今回のテーマである「楽なように　やりたいように　後悔しないように」は私たちの組織が最も大切にしている信条です。延命の治療を最後まで継続するのは病院にいないと難しいですが、体を楽にすることは在宅医療でも病院に遜色なくできます。在宅医療に関わる私たちは患者さんを楽にすることに最善を尽くし、限られた命に向き合って、本人がやりたいことを実現するお手伝いをします。そして状況が変わる度に、あらゆる選択肢を提示して人生会議を行い、関わる皆で十分話し合って選択していくことが、後に納得することにつながるのだと思います。大切なことは結果（アウトカム）ではなく、迷いながら選択した過程（プロセス）ではないかと思うのです。

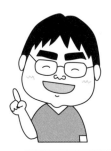

大切なのは、
結果（アウトカム）ではなく、
過程（プロセス）

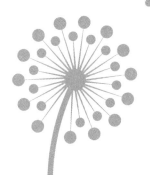

8 一人称の死

皆さんは自分の「死」を想像したことがありますか？　人は生まれたらいつか必ず亡くなります。これは当たり前のことですが、「死」をイメージできる人とそうでない人がいます。

　「あなたはピンピンコロリで亡くなりたいですか？　それとも介護を受けて亡くなりたいですか？」講演会で私がこう質問すると、ほとんどの人がにっこりと笑顔でピンピンコロリの方に手を挙げます。「では明日の朝、亡くなっていてもいいですか？」と聞くと、それは尻込みする人がほとんどですが、もう十分生きたからそれでいいという方もおられます。

　しかし、実はピンピンコロリで亡くなる日本人は約５％しかいません。残りの約95％の日本人は平均で男性は約９年、女性では約12年介護を受けて亡くなると言われています。簡単に望むようには亡くなることはできないということでしょうか。いつか自分が亡くなる時に思いを馳せてみてください。どんな場面が思い浮かぶでしょうか？

　私は医師として、これまで２千人以上の患者さんの看取りに関わってきました。患者さんやご家族の思いにできるだけ寄り添ってきたつもりでしたが、あくまでこれは「三人称の死」でした。いくら患者さんの立場に立とうとして頑張っても、やはり他人の死であり、医師として客観的に見ていたのかもしれません。

　ある時、私の父が亡くなりました。解離性大動脈瘤でした。ある程度覚悟はしていたものの、親を看取る経験をして、本当の意味で自分自身が患者さんのご家族の立場に立てていなかったと思い知りました。これが私が経験した「二人称の死」です。

　47歳の時、私は進行癌になりました。ついに自分自身の「一人称の死」に向き合ったのです。自分が癌になってはじめて、患者さん本人の気持ちがわかった気がしました。手術前に妻や2人の子供たちと話をしました。自分の死に向き合った上で、なぜ癌になってしまったのか、手術が成功しなかったら、転移があったら、家族は、法人の残された組織や職員は、と様々な不安が駆け巡りました。まさに私自身が、これまでの患者さんの立場に立ったのです。

　「一人称の死」と向き合うことで患者本位の医療をさらに意識するようになり、自分自身の人生も変わっていく感じがしました。人の命は有限です。命は限られているからこそ素晴らしいのです。いつか亡くなるその日まで思いきり生きる。それが「人生」ではないでしょうか？　いつか亡くなるまで1度しかない人生をどう生きぬいてみようか？　今はそう思って、1日1日を精いっぱい大切に生きています。

（令和2年5月20日　愛媛新聞四季録）

たんぽぽ先生のひとこと・・・・・・・・・

　私自身が病気にかかり、入院した時に感じたことがあります。医療者は、2つのグループに分かれると思いました。自分の業務を優先して医療を施そうとする人と、患者の気持ちに立って仕事をする人です。「支える医療」を目指す私たちがどちらを目指すべきかは言わずもがなです。

　医療は専門性の高い仕事です。そして、患者さんは病気や障がいを持って、医療者に検査や治療を行ってもらう立場であり、ともすれば、施し施される関係となり、患者さんやご家族が弱い立場になりがちです。医療は、医療者の力を誇示するものではないはずです。医療はあくまで医療者ではなく、患者さんのためのもの。医療者である私たちは、様々な不安を持った患者さんをサポートする「黒子」として裏方に徹するべき存在です。医療でできることなんてたかが知れています。医療の限界を知った上で、どのように患者さんに向き合うかが問われていると思うのです。

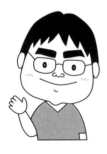

死に向き合った時、
人生は変わる！

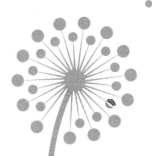

9 ブラックジャック
の名言

大切な方がいよいよ最期を迎えようかという時、ご家族の出張や結婚式などで、どうしても「その日」まで本人の命を持たせてほしいと求められることがあります。大切な方に1分1秒でも長生きしてほしいご家族の気持ちは痛いほどよくわかります。しかし、大切なのは、自然な「死への過程」に抗わないことだと思うのです。

　そんな時、私がいつも思い出すのは、手塚治虫の漫画ブラックジャック「時には真珠のように」の章に出てくる名言です。外科医本間丈太郎は、事故で瀕死だった少年時代のブラックジャックに手術を行いました。ブラックジャックにとって本間は命の恩人です。しかし、本間はブラックジャックの体内にメスを置き忘れるという重大なミスを犯してしまいました。

　手術から7年後、メスは検査と偽って本間の手で秘密裏に摘出されました。その後、本間はブラックジャックにそのメスを送り、このことを隠し続け思い悩んでいた罪を告白し懺悔しました。老衰に伴う脳出血、脳軟化症で臨終を迎えようとする恩師本間にブラックジャックが会いに行った時、本間は「老衰は治せん。治しても一時の気休めにしかならん」と語りました。意識不明となった本間に、ブラックジャックは医術の限りを尽くした完璧な手術を行うのですが、本間が蘇生することはあり

ませんでした。打ちひしがれたブラックジャックに本間が遺したのは、「人間が生きものの生き死にを自由にしようなんて、おこがましいとは思わんかね」という言葉でした。完璧な医療を尽くしても、死すべき定めにあった本間の命は死を迎えることになったのです。

　1990年にWHO（世界保健機関）「がんの痛みからの解放と緩和ケア」の指針の中で以下のように述べられています。「人が生きることを尊重し、誰にでも例外なく訪れる[死への過程]に敬意をはらう。そして、死を早めることも死を遅らせることもしない」と。

　私たちは、生命の神秘を目の当たりにしたとき、医学や人間の力の限界を感じることがあります。今や、医療のある種の行き過ぎた行為は、人間から尊厳ある[死への過程]を奪ってしまうことになりはしないかと危惧されています。死を間近にした方にとって、亡くなる瞬間に立ち会うことが大切なことではなく、本人が穏やかに楽に逝けることがもっとも大切だと思うのです。本人はどんな最期を迎えたいと思っているのかに思いを馳せてください。「どんな医学だって、生命の不思議にはかなわん」という本間の言葉をかみしめながら……。

（令和2年5月27日　愛媛新聞四季録）

たんぽぽ先生のひとこと・・・・・・・・・

　医療を突き詰めていくと、医療者は医療には限界があることにいつか気づきます。医療で治せる病気の方が少なく、現代医学で治せるものを治しているに過ぎないのです。生物の生き死にという神の領域には踏み込めません。目の前で恩師本間の死に向き合い、打ちひしがれたブラックジャックに本間が遺したのは、「どんな医学だって生命の不思議にはかなわない」「人間が生きものの生き死にを自由にしようなんて、おこがましいとは思わんかね」という言葉でした。医療のある種の行き過ぎた行為は、人間から尊厳ある［死への過程］を奪ってしまうことになりはしないか？　人が生きることを尊重し、誰にでも例外なく訪れる［死への過程］に敬意をはらう。そして、死を早めることも死を遅らせることもしない。このことを医療者として常に肝に銘じておきたいと思います。

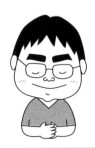

「人間が生きものの生き死にを
　自由にしようなんて、
　おこがましいとは思わんかね」

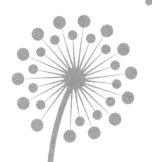

10 ウクレレの魔法

昨年、私が新しく始めた趣味があります。それはウクレレ演奏です。ある医師がウクレレを背負って当院に見学に来られ、行く先々で演奏したところ、たちまちみんなを魅了し盛り上がったことがきっかけでした。小さな楽器ながら、魔法のような音色に感動し、私はすぐに虜になりました。

　早速、ウクレレを購入し最初にマスターしたのが「ハッピーバースデートゥーユー」でした。当院では、患者さんの誕生日に小さな花束を贈ります。その際にこの曲をウクレレで伴奏し歌いながらお祝いしたいと思ったのです。

　先月、お誕生日を祝った一人暮らしの患者さんからこんなうれしいことを言われました。「先生、この間は家族のようにお祝いしてくれてありがとう。とってもうれしかった。ウクレレ良かったので、またぜひ聞かせてください」。その言葉でさらにモチベーションが上がり、レパートリーをもっと増やそうとワクワクしながら練習に励んでいます。

　誕生日は誰にとっても特別な日ですが、在宅で療養する患者さんにとっては特にかけがえのない記念日です。患者さんの診療を始めてから、当院が関わる期間は平均すると約２年間。もちろんそれより長い場合も短い場合もありますが、一度も誕生日を一緒にお祝いできずに亡くなられる方もいます。

　患者さんにとって、この誕生日が最後になるのかもしれない……。そんな思いもあって、私は１人ひとりのお祝いを大切にしたいのです。花屋さんにはその方のイメージに合う花束をつくってもらい、お祝いの日は一緒に写真を撮るのですが、花束を抱えたこの時の写真が「とてもいい笑顔だから」と遺影になることもあれば、患者さんの人生の１コマとして、遺影のそばにいくつものアルバムが飾られていることもあります。

　在宅医療は患者さんの生活の中にある医療ですから、患者さんの日常を大切に尊重していきたいと考えています。だからこそ、医療一辺倒で終わるのではなく、日常を明るく彩るような関わり方をして「生きていてよかった」と思ってもらえる一瞬を味わってほしいのです。患者さんのために自分たちは何ができるのか？　私たちはいつも考えながら関わり続けています。患者さんにとっての喜びは、サポートする自分たちの喜びにもつながります。

　今では当院の職員もウクレレの魔法にかかり、多くの方に喜んでいただきたいと練習に夢中です。患者さんのお誕生日やイベント等、何かと機会をつくっては、みんなで演奏し大活躍しています。

（令和２年６月３日　愛媛新聞四季録）

当法人では、在宅患者さんの誕生日のお祝いにお花をお渡しします。その時の患者さんやご家族の笑顔がたまりません。どんなに重度の認知症の方でも、誕生日のお祝いに生花をプレゼントして喜ばない方はいません。以前、生花は日持ちがしないので、花をあしらったタオルの記念品に変更したことがありましたが、患者さんたちは何を渡されたのかすぐに理解できず、首をかしげていました。やはり生花のチカラは大きいと思います。最近では、練習したウクレレの「ハッピーバースデー」を歌ってお祝いしています。本人にとってはサプライズ感満載で、満面の笑みがこぼれます。その笑顔を写真に撮ってプレゼントするのです。長年お付き合いがある患者さん宅では、笑顔の誕生日写真がたくさん飾られており、その写真の枚数を見れば私たちが何年関わり続けているか分かります。患者さんやご家族の喜ぶ姿は、私たちにとっても至福の喜びです。

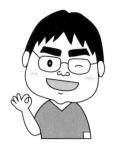

誕生日のお祝いを
喜ばない人はいない！
患者さんの喜びは、
私たちの喜び！

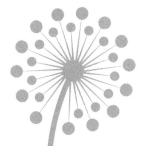

11 亡くなる前に
　　点滴はいらない

人は生まれたらいつか必ず亡くなります。そのことに誰も異論はないことでしょう。にもかかわらず、私たちは死に向き合う機会を持てていないように思います。

　これは日本の医療が「治す」ことを追求して発展してきたことが大きく影響しているのかもしれません。私たちの在宅医療クリニックに紹介されてくる癌の患者さんは、病名の告知はされていても、病気がもう治らないことや限られた命であることは十分な告知がされていないことが多くみられます。

　また、癌以外の病気の方は状態が悪化すると、治ることを期待して病院に行きます。例えば、看取りが近い高齢者が急に熱が出て息苦しくなり救急搬送されたとします。そこで誤嚥性肺炎と診断されると、治療のために絶飲食となります。本人の意思を確かめることもできず、点滴や人工栄養が始まり、寝たきりや身体拘束、吸引というつらい処置が重なり、徐々に容体が悪化して病院で亡くなっていく方が多いのが現状です。

　亡くなる前には当然食べられなくなります。食べられなくなったら点滴をするというのが現代の日本の医療の常識でした。点滴をして元気になるのならよいのですが、看取り期の人の身体は点滴をしても元気にならないのです。それどころか本人は苦しむことになってしまいます。

　なぜかというと、看取りを迎える体は水分や栄養を処理でき
なくなっているからです。体で処理できなくなると次のような
３つの症状が出現します。①吸引が必要になる②浮腫（むく
み）が出る③胸やおなかに水がたまる。体で処理できなくなっ
た状態の時に点滴をしなければこの３つの症状は現れにくく、
穏やかな最期を迎えることを私は数多く経験してきました。病
院では最期まで点滴をすることが多いのですが、実は緩和ケア
や在宅医療の現場では、亡くなる前に点滴をすることが少なく
なってきています。点滴をしなければ、吸引も必要なく、場合
によっては口から食べられる可能性もあるのです。

　人類の歴史上、亡くなる前に点滴をして絶食で最期を迎える
ようになったのは最近の何十年かだけのことです。人も動物も
植物も、最期は枯れるようにして楽に最期を迎えられるように
なっているのです。ですから私は亡くなる前に点滴はいらない
と思っています。

　死は生まれることと同様、「人としての尊い自然な営み」で
す。死に向き合えば、亡くなるまでどうよりよく生きるかとい
う本人の意思に寄り添う医療やケアが提供でき、日本人の看取
りのあり方も変化していくのではないでしょうか。

（令和２年６月10日　愛媛新聞四季録）

たんぽぽ先生のひとこと・・・・・・・・・・・・

　人は亡くなる前には必ず食べられなくなります。なぜかというと、身体のすべての機能が低下していくために、水分すら体内で正常に処理できなくなるからです。このような状態で強制的に水分や栄養を取り入れていくと、身体がむくんだり、腹水がたまったり、痰や唾液が増えたりと、かえって患者さんを苦しめてしまうことになります。

　「枯れるように亡くなる」。穏やかな死をこう表現することがありますが、それは不要な水分で身体をむくませることなく、草や木と同じように自然なまま静かに息をひきとる状態をいうのだと思います。ですから、身体で水分や栄養を処理できなくなったら、できるだけ脱水気味の状態で自然にみていくのが最期を楽にする方法だと思います。

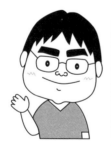

枯れるように
亡くなるのが
一番楽です

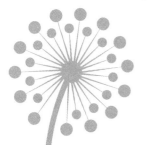

12 点滴をする選択、
しない選択

病院で亡くなる患者さんの多くは、最期のその時まで点滴を受け続けています。そして、ご家族も最期まで今の医学で可能なことをやってほしいと望まれます。

　私はこれまで多くの患者さんから、最期に点滴をしない方が楽であることを身をもって教えていただきました。この経験から、亡くなる前の点滴についてどのようにご家族に説明すれば理解を得られやすいかを考えています。それは最期はご本人を楽にすることを最優先してあげてほしいと願うからです。では、どうすれば「看取り期に点滴をしないこと」の意味を理解していただけるのでしょうか？　その理解のポイントは４つあると考えます。

　１つ目は、亡くなるまで治癒しない治療を続けるのではなく、しっかりと死に向き合うこと。「食べられないから死ぬ」のではなく、「死ぬ前だから食べられなくなっている」こと。２つ目は、患者さんの身体にとって点滴は過剰な水分となり、処理できなくなっていること。３つ目は、点滴しても元気になるわけではなく、かえって本人を苦しめてしまうこと。４つ目は、点滴をしないことで最期まで食べる支援が可能となること。

　点滴をしなければ、痰の吸引などをする必要が少なくなります。吸引しなくてもよいということは、唾液程度なら飲み込め

ているということ。ご本人が食べたいものを最期まで食べられる可能性が広がります。食べたいものを、食べやすい形態にして、食べたい時に味わっていただく。その取り組みを支援し、実際にそれが叶うことで、本人もご家族も思いがけない喜びに満たされる光景をたくさん見てきました。

　多くの方がしっかりと死に向き合い、以上の4つのことに納得されれば、ほとんどの方が点滴をしない自然で楽な最期を選択されます。しかし、点滴をしないこと自体が目的ではないので、点滴を希望されるご家族には、本人のしんどい症状を軽減しながら、徐々に点滴を減量して最適な量にしていきます。本人とご家族が最期に納得することができるように、どのような選択になっても一緒に迷いながら寄り添い続けることが大切だと思います。

　死に向き合い、本人がどんな最期を望んでいるのかということに周囲の皆が思いを馳せて考える必要があります。点滴をする選択肢もあれば、しない選択肢もあります。それぞれの長所と短所を理解した上で、後悔のない選択をしてほしいと思います。そのためにも、医療者には本人やご家族に納得のいく説明をする力量と多様な選択を認める包容力が求められると思います。　　　　　　　　（令和2年6月17日　愛媛新聞四季録）

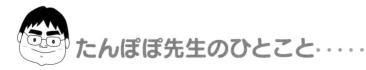
たんぽぽ先生のひとこと・・・・・・・・・

　終末期に点滴をする選択もあれば、しない選択もありますが、点滴をせずに枯れるように亡くなるのが本人は一番楽だと私は思っています。

　　　亡くなる前に点滴をしないことを
　　　納得してもらうための4つのポイント
　　ポイント1　死に向き合うこと
　　ポイント2　身体で水分や栄養を処理できなくなっていることを理解してもらうこと
　　ポイント3　最期は本人が楽であることを最優先すること
　　ポイント4　最期まで食べる支援をすること

　もちろん、点滴をしないこと自体が目的ではありませんので、点滴をする選択肢も説明しますが、この4つのポイントをお話しすると、多くの方が点滴をしない自然な最期を選択することに納得されます。

　医療者は十分に時間をかけて説明し、患者さんやご家族の迷う気持ちに寄り添いながら、どのような結果になっても、最後に選択した結果が正解だったと思えるようなプロセスを踏んでいくことが大切です。医療者がどのような説明や関わりをするかで、そのプロセスや結果は変わってくるのです。

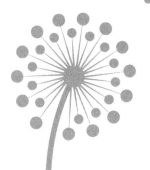

13 最期まで食べる

あなたは亡くなる最期の日まで食べることを望みますか？
それとも最期は絶食でも仕方がないと思われますか？

　現在は、亡くなる最期まで点滴や経管栄養、胃ろうなどの人
工栄養を続け、吸引などの医療処置が必要となり、絶食で亡く
なることが圧倒的に多い時代です。

　終末期に「絶食」ではなく、口から食べるという取り組みは
「食支援」とも呼ばれ、在宅医療では近年注目されています。特
に高齢者は誤嚥性肺炎で入院すると絶食となり、点滴や治療を
続けます。しかし、肺炎が治っても、その予防のために絶食は
続き、食べることが叶うことなく亡くなられます。誤嚥予防の
ために本人の食べる権利を安易に奪ってもいいのでしょうか？
本人の生き方に寄り添う在宅医療では、本人の「食べたい」、家
族の「食べさせたい」という気持ちにぜひとも応えたいもの。
リスク回避を優先して禁止するのではなく、亡くなる前でも本
人が食べたいものを食べさせてあげたいと私は思います。

　食支援はまず本人の食べる力を見極め、安全に食べられるよ
うに口腔ケア、摂食嚥下機能訓練、身体機能訓練、管理栄養士
による食形態の工夫など、多職種チームで取り組みます。

　食支援で一番大切なのは患者さんの食べたい気持ちを引き出
すことです。意欲を阻害しているのは、実は人工栄養である場

合がほとんどで、人工栄養をやめるか減らすかすると空腹を感じて食欲が回復します。

　この食支援は究極の多職種連携の上に成り立ち、高品質な在宅医療が求められます。食支援自体が「人生会議」であり、在宅医療の真の力を発揮する取り組みなのです。「人生会議」とは、治療やケアのあり方を本人と家族、医療者があらかじめ話し合うプロセスのことをいい、意思疎通が困難な終末期においても、患者さんの意思を尊重することが可能になります。

　「食べられなくなったらどうしたいですか？」と患者さんや家族に問うことは、終末期にどのような治療や介護を受けたいのかを考えるきっかけとなります。人工栄養を行うのか、自然に看ていくのかなどの取り得るすべての選択肢を分かりやすく伝え、患者さん・ご家族と医療者が、食べること、生きることについて一緒に悩み考える食支援の過程は、「人生会議」そのものだと思います。

　好きなものをおいしく口にできることは、本人だけでなく、家族にとっても大きな喜びです。終末期に介護をする家族は、何もしてあげられないと無力感に苛まれることもありますが、食支援はそんな家族の希望と癒やしにもなることでしょう。

（令和２年６月24日　愛媛新聞四季録）

たんぽぽ先生のひとこと・・・・・・・

　皆さんはいつか亡くなる時、絶食が良いですか？　それとも最期まで食べたいですか？

　私は自分自身が最期まで食べたいと思いますし、関わった多くの患者さんも食べたいと望む方が圧倒的に多かったので、できるだけ絶食にせず、ご本人が食べたいものを亡くなる最期まで食べられるような取り組みを行っています。

　在宅患者さんの多くは、すでに食べられないか、もうすぐ食べられなくなる状態にあります。ですから、「食べられなくなったらどうしたいですか？」と患者さんやご家族に問うことは、看取り期にどういう治療や介護を受けたいのかを考えてもらうことにもつながるのです。胃ろうや点滴などの人工栄養を行うのか、それとも食べられる分だけを口から食べて、自然に看ていくのかなど、患者さんにとってのあらゆる選択肢を提示し、その希望に寄り添いながら最期まで食べる支援に取り組んでいきましょう。

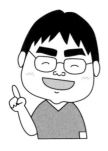

医療を最小限にした時、
人は亡くなる最期まで
食べることができる。

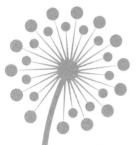

14 誰のための
医療なのか？

2011年東日本大震災で、災害支援に訪れた時の話です。私は被災十日後に宮城県気仙沼市に入り、避難生活の中、通院できない高齢者のご家庭を巡回しました。寝たきりで悪化した床ずれ（褥瘡）を治療するプロジェクトの立ち上げに関わっていたのです。そこには、全国から在宅医療のプロフェッショナルや褥瘡治療の専門家が集まってくれました。情報のない中、1軒1軒訪問して対象患者を探し出し、褥瘡治療にあたりました。私たちは当時、在宅医療がまだ広まっていない気仙沼市に訪問診療の真骨頂を提供しているという自負を抱き、活動していました。

　ところが、しばらくすると家族からクレームが出始めたのです。それは「訪問する人が変わる度に褥瘡の処置が変わる。ひどい時には毎回違う人が来て、毎回違うことをして帰る」というものでした。プロジェクトに参加している医療者たちは、支援のために自分の仕事を休み、遠隔地からの交通・宿泊費も自腹でやって来た志の高い人たちです。なぜこのようなクレームが出たのでしょうか？

　それは「自分が持っている最善の医療を患者さんに提供して帰りたい」という専門家のエゴにも似た善意によって、プロジェクト本来の目的を見失っていたからだと思います。プロジェクトは「褥瘡を治す」ことが眼前の目的ではありますが、一番の目的は「被災者のためになること」です。私はすべての職種

が同じ方向を向いて患者さん・ご家族に関わっていけるよう朝夕のミーティングを提案しました。そして、多職種が連携し、方針の統一ができるよう工夫を重ねました。

　誰のための医療なのか？　この大前提を見失ってしまうと、専門家の集団は往々にして、自身の専門性を発揮することだけに終始してしまい、時によっては被災者の不安をかりたて、有難迷惑にすらなり得るのだと思い知りました。

　被災地で求められることは、被災した患者さん・ご家族が少しでも平穏に療養生活を送ることや、自宅でも納得のいく最期を迎えられることです。その手段として、全国から集まった篤い志を持つ多職種が１つのチームとなり、患者さん・ご家族の物心両面をサポートするのです。医師も紙おむつを一緒に配りながら、自分たちにできることは何なのかを考え、行動するようになりました。

　現在も私は、在宅での療養生活を支援するにあたり、患者さんの症状緩和や生きがい、ご家族の心身の状態にも配慮した支援ができているかと、自問自答を繰り返しています。そして私たちは、医療を施すことを優先するのではなく「患者さん・ご家族が幸せに暮らせているか」という視点を忘れずに関わり続けたいと思っています。

（令和２年７月１日　愛媛新聞四季録）

たんぽぽ先生のひとこと・・・・・・・・・

　医療はあくまで医療者ではなく、患者さんのためのもので
す。当たり前のことですが、実際には医療者の技術や能力を誇
示し、医療を施すことが優先されている場合もあると思いま
す。医療はあくまで患者さんが主人公です。

　被災地支援のマネジメントをさせていただきましたが、全国
から多くの在宅医療や褥瘡治療の専門家がプロジェクトに参加
してくれました。しかし、志の高いメンバーが集まったにもか
かわらず、被災者の患者さんやご家族には喜んでもらえないこ
とに驚きました。大切なことは、自分たちの最善の医療を提供
することではなく、被災者のためになることです。被災者のた
めになるという視点で、すべてのボランティアが方針を統一す
る必要があることを教えられました。被災地支援を経験し、改
めて医療は患者さんのためであることを再認識しました。この
ことは医療だけでなく、どの分野にも共通することであると思
います。

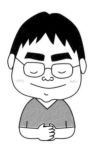

医療は患者のためのもの。
医療者は
患者の黒子であるべき。

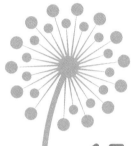

15 在宅療養
なんでも相談室

たんぽぽクリニックの電話が今日もまた鳴っています。
「○○病院連携室です。退院する患者さんの訪問診療をお願い
します！」

　病気や障がいを抱えた入院中の患者さんが自宅に戻る時、入
院前とは変化した生活の再構築が必要となります。このような
患者さんの紹介を最初に引き受けるのは、当院の「在宅療養な
んでも相談室」（以下、「なんでも相談室」）です。当院では在
宅医療機関の中でも全国に先駆けて、この相談室を設置しまし
た。「なんでも相談室」には、看護師、医療ソーシャルワー
カーが在籍しています。たんぽぽクリニックの在宅医療は、す
べてここから始まります。この相談室からの情報をもとに各部
署の代表者とミーティングを重ね、患者さんが望む療養生活を
目指して動き始めるのです。

　「なんでも相談室」には年間500人近くの方が紹介されてきま
す。当院に最も多く紹介をいただくのは医療機関です。全体の
約半分を占めます。その多くはがん末期や神経難病などの病状
の重い患者さんです。２番目はケアマネジャーからで、介護度
の高い患者さんが多いのが特徴です。３番目は高齢者施設から
の比較的安定している患者さん。４番目は本人やご家族からの
直接の相談です。本人やご家族からの場合は、介護度や病状は

軽度から重度まで様々です。それ以外では地域包括支援センターや訪問看護ステーション等があります。

「どうすれば在宅医療を利用できるのですか？」と地域住民の方からよく質問されます。入院中や外来通院中の方は病院の地域連携室に相談されるのがよいでしょう。すでに在宅で療養されている方はケアマネジャーや地域包括支援センターに相談されてはいかがでしょうか。もちろん、ご家族が直接問い合わせされても構いません。「なんでも相談室」は、在宅医療に関することなら何でも気軽に相談できることを目指しています。実際にホームページを見て、北海道から沖縄まで全国からの相談をいただいています。

現在は8割の人が病院で亡くなる社会です。病気や障がいのある方が安心して療養できることを求める「病院の時代」だからこそ、在宅における療養でも、同じように「不安を取り除くこと」が大切なのです。在宅では実際にどのような療養生活を送ることができるのか、病院の医療従事者にも、患者さんやご家族にも知ってもらいたいと思います。住み慣れた自宅で、生きがいを持ちながら安心して生活する姿を想像し、そこには在宅医療という選択肢があることを、なんでも相談室を通して伝えていくことが私たちの使命だと思っています。

（令和2年7月8日　愛媛新聞四季録）

たんぽぽ先生のひとこと・・・・・・・・・

　現在では、病院連携室にソーシャルワーカー（社会福祉士）
が在籍しているのが当たり前となりましたが、在宅クリニック
では配置されているところは少ないのが現状でした。最近では
ソーシャルワーカーが在籍する在宅クリニックも増え、活躍が
みられています。

　当院の「なんでも相談室」には、３名のソーシャルワーカー
と３名の看護師が在籍しています。「なんでも相談室」はクリ
ニックの顔であり、当院へアクセスする窓口です。法人全体の
理念をしっかりと理解し、どのような相談があっても的確に答
えることができなければなりません。

　当院は在宅専門のクリニックとして、地域の在宅医療の最後
の砦として、対応が困難な患者さんを断らないように心がけて
います。ご本人やご家族にしっかり向き合い対応を考えれば、
必ずしも困難な状況にはなりません。困難事例に向き合い、対
応策をいくつも経験することは、自分たちの成長の糧になると
思います。

　「なんでも相談室」では、最初に相談があった時から「食べ
られなくなったらどうするか？」など ACP の問題も避けるこ
となく関わっていきます。今後、患者さんとの人生会議は医師
ではなく、ソーシャルワーカーなどの多職種が中核となってい
くでしょう。

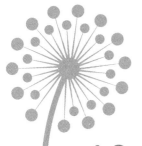

16 在宅医療
専門クリニック

介護保険制度が始まった2000年、私は在宅医療専門クリニックを開業しました。外来も病棟も持たずに在宅患者に特化した医療を行うクリニックは、当時愛媛県で初めてでした。

　なぜ在宅医療専門のクリニックを作ったのかとよく聞かれます。私は元々、へき地診療所で高齢の患者さんを多く診ており、病気や障がいで診療所に通えない方がいると、自然に患者さん宅を訪問する在宅医療を始めるようになったのです。

　ある時、がん末期の患者さんから「家で看取ってほしい」との依頼を受け、訪問診療を開始しました。約１年間の療養後、状態が悪化し、お看取りまであと１週間程度と思われる中、急に奥さんが入院させたいと言われたのです。ここまで一生懸命家で看てこられたのに、最後に介護で疲れたのだろうかと心配になり、私が理由を尋ねると、思いがけない言葉が返ってきました。「先生、私は家で看取るのは初めてです。先生が家の前を通って、町の外に出て行くのを見ると不安なんです……」。

　その患者さん宅は私の自宅のすぐそばでした。休日に私たち家族が車で町外へ買い物に出かける度に不安になっていたそうです。奥さまの気持ちを察した私は、「分かりました。いつでも必ず連絡が取れるようにしますから、最後まで家でみましょう」と答えました。奥さまは涙を流して喜んでくれました。

　その患者さんを家で看取った時、私の中で次のような思いが駆け巡りました。病院で看取るのが当たり前の時代に、家で看取ることは難しい。その「不安」を取り除く医療を提供しない限り、家での看取りは定着しない。在宅医療は片手間ではできない。改めてそう気づいた私は、安心して家で看取れる在宅医療を実現するため、専門性を持って在宅医療に特化しようと決めたのです。

　そして、生まれ故郷の松山市に戻り、「たんぽぽクリニック」を開業しました。職員3人で小さな事務所を借り、車を1台買って、患者ゼロからスタートしました。もちろん診療は24時間対応です。最初は訪問するだけで、「医師が家に来てくれるなんて」と喜んでもらえました。今では松山市にも在宅医療を主体とするクリニックは10カ所近くあり、在宅療養支援診療所も数多く開設されて地域住民のニーズに応えられるようになりました。

　早いもので、たんぽぽクリニックは2020年秋に開業20周年を迎えました。患者さんから教えていただいた多くの学びを生かし、初心を忘れずに、質の高い在宅医療が提供できるよう精進していきたいと思います。

（令和2年7月15日　愛媛新聞四季録）

たんぽぽ先生のひとこと・・・・・・・・

　私は介護保険が施行された2000年に愛媛県ではじめての在宅医療専門クリニックを開業しました。愛媛県で初めて、全国でもまだ数少ない在宅医療だけに特化する在宅専門クリニックでした。当時は「在宅医療だけを専門にする医者なんて下等な医者だ」「1人で24時間対応なんかできっこない」など、いろいろと周囲から叩かれたものです。出る杭は打たれると言いますが、当時から普通の開業医ではみれない困難事例ばかりが紹介され、その困難事例を断ることなく逃げずにみてきたことが自分を成長させてくれたのではないかと思っています。

　今では、当院以外にも在宅医療を行うクリニックは増えましたが、在宅医療に特化しないとできないことがあったと思いますし、たんぽぽクリニックの実践やノウハウが地域の在宅医療の質を上げることに役立てたのではと自負しています。

　たんぽぽクリニックも早いもので開業して20年が経ち、打たれないくらいの「出過ぎた杭」になろうと自分の中ではモチベーションを高めて日々活動してきました。「在宅医療専門クリニック」は私の原点です。開業した時の初心を忘れず、これからも頑張っていきたいと思います。

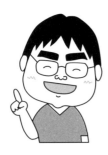

在宅医療に特化しないとできないことがある！

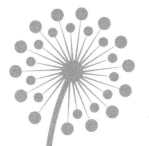

17 最期の瞬間に
医師はいらない

元高校教師の男性のお話です。実父が脳梗塞を発症し、自宅で逝くことを望みながらも病院で亡くなった経験から、その男性は「延命治療をせず最期は自宅で看取ってほしい」という自身のリビング・ウィル（生前の意思）を書き残していました。すると運命のいたずらか、父親と同じ65歳にして脳梗塞で倒れ、集中治療室に入りました。奥さんは本人の意思を尊重し、病院での治療よりも家族と一緒に過ごせる在宅での療養と看取りを望まれました。

　私たちが訪問診療を始めて2週間たったある日、奥さんから1本の電話がありました。「先生、2時間くらい前に主人が息を引き取りました。来ていただけますか？」と落ち着いた口調で連絡があり、私はすぐにご自宅へと向かいました。

　奥さんは、しっかりとした表情で「毎日訪問していただき、よく診ていただきました。ありがとうございました。住み慣れた自宅で最期を迎えることができて、主人も満足していると思います」と言われました。死亡診断の後、「亡くなった時、どうしてすぐに連絡をいただけなかったのですか？」と私が聞くと、奥さんは「最期の時間は主人と私だけで過ごしたかったのです。主人とゆっくりお別れしてから、先生にお電話させていただきました」と言われました。

　病院では患者さんが亡くなると、医師や看護師が死亡診断を優先し、場合によっては家族に部屋から出てもらい、心臓マッサージなどの延命処置をすることもありました。在宅医療においても、亡くなられたらできるだけ早く訪問し、死亡診断をすることが医師の責務のように思っていましたが、この時の奥さんの言葉で、自分の死亡診断に関する概念が覆されました。「最期の瞬間は本人と家族のためにあるんだ。最期の瞬間に医師はいらない」。私はそう確信しました。

　それ以降、「最期は医者を呼ぶことよりもご本人の手を取って、話しかけながら看取ってあげてください。ゆっくりお別れしてからお電話いただいたので構いません」とご家族へお伝えしています。ただし、「不安があればいつでも連絡くださいね」という言葉を添えて……。

　在宅医療では、患者さんが亡くなる瞬間に立ち会う機会は少ないですが、医師がその場にいることが重要なのではなく、最期のその時を家族水入らずで、大切に過ごしてもらうことの方が意義深いと思います。

　最期の瞬間はご本人とご家族のためにあります。住み慣れた日常の中で、人生の最期を迎える安らかな時間が1人ひとりに尊重されていくことを願っています。

（令和2年7月22日　愛媛新聞四季録）

たんぽぽ先生のひとこと・・・・・・・・・

　私が医師になった当時、病院でがん末期の患者さんが亡くなったと思われる時、患者の家族が外に出され、心臓マッサージをしていたのを思い出します。今でも亡くなる瞬間には医師がいないといけないと思われている方がとても多いのではないでしょうか？

　私が在宅医療専門クリニックを開業した当初、その頃の私は亡くなったら早く死亡診断をしなければという思いに駆られていました。患者さんが亡くなった際、奥さんに「ゆっくりお別れしてから先生に連絡しました」と言われ、衝撃を受けました。「死」は医療の敗北の結果ではなく、患者さんやご家族にとって自然で当たり前の営みなのです。これは「治す医療」だけを考えていると気付かなかったことでした。それからは最期の瞬間をご家族で大切に過ごしていただくようにしました。ご家族が不安になったりあわてたりしないように、あらかじめ亡くなった時の連絡について伝えておくのが大切だと思います。誰のための医療なのか、本当にいつも患者さんに教えていただきます。感謝です。

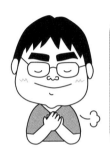

最期の瞬間は、
ご家族で大切に
お過ごしください。

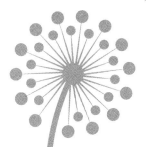

18 大切な人の
「死に目」に会う
ということ

「大切な人の死に目に会えない」ことは不幸なことなのでしょうか？　それどころか、この「思い込み」が逆に人を不幸にしているのかもしれないと私は思うのです。

　高齢で寝たきりの母親を看ていた姉妹がおられました。２人とも仕事をされていたので、日中の介護は主に家政婦さんにお願いしていました。時を経て食べられなくなり、胃ろう栄養を選択しましたが、手厚い介護のおかげで比較的落ち着いた日々を過ごされていました。娘さんたちはお母さんがこのまま自宅で穏やかに最期を迎えることを望んでいました。

　徐々にお母さんの身体が弱ってきた時、お母さんの呼吸が突然止まった時の対応を話し合うことになりました。すると、娘さんたちから「呼吸が止まった時は、人工呼吸をしてほしい」と、思いがけない言葉が返ってきました。しかし、お母さんが急変した時、決して救急搬送はしないことと、自宅での自然な看取りを望むという娘さんたちの気持ちに変わりはありません。それなのに、なぜ最後に人工呼吸を希望するのかと疑問に思いました。

　そこで私は、お母さんの体は老化が進んでいることを丁寧に説明し、「息をひきとる瞬間をみることが大切なのではなく、お母さんが楽に逝けることが一番大切なのです」と付け加えま

した。すると、それを聴いた娘さんたちは大きな息をひとつつき、「先生のその話を聞いて私たちの肩の荷がおりました」と、ずっと抱えていた思いを話されました。

　娘さんたちはお母さんのそばにずっといてあげられないことを申し訳なく思っていたそうです。最期の瞬間に間に合わないかもしれないことに娘としての罪悪感を抱き、せめて自分たちが駆けつけるまで人工呼吸で息をつなぎとめてほしいと考えていたのです。そんな娘さんたちの思いに寄り添い、再び話し合った結果、「人工呼吸はしなくてよい」と納得されました。そして、できるだけ自然に、お母さんが苦しむことなく天寿を全うできるように、みんなで看ていこうと再確認したのです。

　現在の日本では、多くの人が「大切な人の『死に目』に会う」ことが大切だと思っています。しかし実際には、病院や施設での看取りでも最期の瞬間はみていないことも多いのです。「亡くなる時に大切なことは、その瞬間をみることではなく本人が楽に逝けること」そのことを理解すれば、多くのご家族はホッと胸をなでおろされます。多死社会を迎える日本でそのように意識が変われば、私たちの看取りのあり方も変わっていくのではないでしょうか？

（令和2年7月29日　愛媛新聞四季録）

たんぽぽ先生のひとこと・・・・・・・・・・

　「夜、爪を切ると親の死に目に会えない」という迷信を聞いたことがあるでしょうか？　これは「夜に爪を切ることは、親の死に目に立ち会えないという不幸が起こるほどに縁起の悪いことだからやめておきなさい」というような意味で、今はどうかは知りませんが、私が子供の頃は、夜に爪を切ろうとすると年配者からこの言葉とともに注意されたものです。

　それにしても、「大切な人の死に目に会えない」ことは、それほどに忌むべき不幸なことなのでしょうか。それどころか、この「思い込み」が逆に、多くの人を不幸にしていないでしょうか？　このケースのように、本人が楽に穏やかに最期を迎えることを望んでいるのに、ご家族が人工呼吸を望むこともあります。「最期の瞬間をみることができればいいけれども、みてなくてもいいんですよ。最期の瞬間でいちばん大切なことは本人が楽に逝けることなんですよ」。このように事前にお伝えしておくことは、ご家族の気持ちをホッと安心させるだけでなく、日本の看取りの文化を変えることにつながることなのかもしれません。

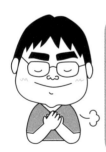

最期の瞬間で
いちばん大切なことは、
本人が楽に逝けること。

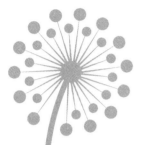

19 亡くなる瞬間は
みていなくていい

当院には、全国から毎年多くの研修医がやってきます。ある研修医に私が在宅医療の講義を行った後、その研修医の目から涙があふれて止まりませんでした。彼女の涙の理由は何だったのでしょう。その理由が講義の感想として次のように記されていました。

　「私が医学部の学生の時に、父ががんの末期であることがわかりました。父は在宅で闘病していました。ある日、私は図書館に立ち寄り、勉強中に母から『父の様子がおかしい！すぐに帰ってきて！』と電話があり、急いで家に戻りましたが、父はすでに亡くなっていたのです。

　永井先生の講義を聞いて、『亡くなる瞬間に誰かがみていなくていい』という言葉にハッとしました。亡くなる瞬間をみていることではなく、亡くなる最期には本人が楽に逝けることが一番大切だという言葉は、本当にその通りだと思いました。私の母は父が亡くなる時に一緒の部屋にいて、オムツを替えている時に気がついたら亡くなっていて、そのことをずっと悔やんでいました。

　私自身もそばにいてあげられなかったことをずっと引きずっていましたが、母がそのことをずっと後悔していると言っていたのに、私はただ聞くことしかできていませんでした。亡くなる時にそばにいて誰かがみていなくてもいいということを事前

に家族に伝えてあげるだけで、看取るまでや亡くなってからも気持ちがとても楽になったと思います。

　そして、改めて『死』を受け入れるということが、とても大切なことであると感じました。私自身、父とは死ぬまでにしたいことやどんな最期を迎えたいかといった話ができていませんでした。『死』について話すこと、亡くなることを前提とした話を本人にしていいのかという迷いがあったからです。父からは死にたくないと言う言葉は聞いたことがありませんでしたが、父が私に残してくれたノートに『ずっと君たちと一緒にいたいけど、難しいかもしれない』という言葉が書かれていました。あまり自分のつらさを話さない父でしたが、弱音を吐ける環境を作ってあげていたら、もっと違っていたのではないかとも思いました。

　永井先生の講義を聞いて医療者の声かけがいかに大事かということを学びました。悩み続けるご家族に『これでよかったんですよ』と声かけできるような、一緒に考えて納得のいく医療を提供できる医師になりたいと思いました」。

　「亡くなる瞬間をみていなくてもいい」という言葉は、ご家族の気持ちを楽にする言葉だと信じ、私は看取りの際に必ずご家族にお話しするのです。

（令和2年8月5日　愛媛新聞四季録）

たんぽぽ先生のひとこと ‥‥‥‥‥‥‥‥

　後日談ですが、この研修医のお母さんとお話しする機会があ
りました。お母さんもこの「亡くなる瞬間はみてなくていい」
の四季録を読まれ、「娘がこんな風に思っていたことを知りま
せんでした。この四季録のおかげで娘の気持ちが楽になったこ
とが分かって良かったです。四季録の文章の切り抜きは、亡く
なった主人の仏壇にお供えしてるんですよ」とお話しされまし
た。そしてこの研修医は、お父さんと同じ病気を治す医師を目
指し消化器内科に進んだことを伺いました。きっと立派な医師
になってくれると信じています。

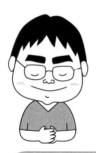

> 亡くなる瞬間は
> みていなくていいんですよ。

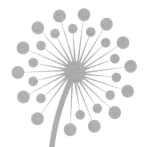

20 家で臨終を
　　迎えるとき

在宅医療専門のクリニックを開業してから20年近く経ちますが、患者さんが「亡くなる瞬間」に立ち会うことはめったにありません。先日、緊急ではなくいつも通り診療に伺った際に、60代の末期がんの男性の臨終の場面に遭遇することがありました。

　私は部屋に入ってご本人の顔を見るなり、「亡くなる直前だ！」と察知したのですが、ご家族にはわからなかったのでしょう。奥さんは「今朝はよく眠っています」と少しのんびりとした感じで言われました。娘さんは別室で、訪ねてきた友人と楽しそうに話をされていました。

　私が「ご家族に集まってもらってください。もう亡くなられますよ」と声をかけても、「え？　こんなに穏やかなのに？　さっき話しかけたら答えてくれましたよ」と臨終であることが信じられないようでした。

　病院には心電図モニターがあり、心臓が止まる瞬間も機械のアラーム音が知らせてくれますが、在宅医療ではモニターを装着することはありません。自宅での臨終は、機械音のないとても静かな時間の中で迎えるのです。娘さんは母親に呼ばれ、急いで父親がいるリビングに生後間もない赤ちゃんを抱いて入ってきました。

　私はご家族に「近くに来て、声をかけてあげてください」と言いながら、看護師と共にご家族がご本人に触れやすいように

場を整えました。臨終の際に家族が声をかけたり、体をさすったりすることは自然に行えそうですが、家族は気が動転していることが多く、ただ茫然と立ちつくしたままその瞬間を迎えてしまうこともあるのです。

　患者さんのご家族は、ご本人の体をさすり、声をかけ続けました。すると娘さんは抱いていた赤ちゃんを、ご本人の枕元に寝かせたのです。まもなくご本人は、かわいいお孫さんに添い寝をしてもらいながら静かに旅立たれました。

　死亡診断書を書いている私に、奥さんはご本人が療養していた部屋いっぱいに飾られていた絵のことや、ご本人がこれまでどのように生きてきたのかということを話し始めました。私はその話を伺い、ご本人は臨終の時がわからないほど穏やかに最期を迎えられたことを伝え、ご家族が十分に介護されたことに労いの言葉をかけました。さらに、お孫さんの添い寝での旅立ちはなんと幸せなことだったろうとお話しすると、ご家族は涙を流しながら笑顔で頷いていました。

　このように、ご家族が大切な方の臨終を見極めるのは医療者が考えるほどたやすくはありません。しかし、恐れることはありません。在宅にはそれぞれの幸せな臨終の迎え方があることに私は感動すら覚えるのです。

（令和 2 年 8 月12日　愛媛新聞四季録）

たんぽぽ先生のひとこと・・・・・・・・・・・

　当法人では、看取り期の患者さんやご家族に、あらかじめ亡くなる過程を「看取りのパンフレット」を用いて説明し、最期の時間をご家族で大切にお過ごしくださいとお話ししているので、「亡くなる瞬間」に医師が立ち会うのは極めて珍しいことです。たまたま訪問した際に看取りの時であったのがこのケースです。それぞれのご家庭には違う状況があり、患者さんが亡くなる過程も様々であれば、それを見守るご家族も様々ですから、一人ひとりの看取りの場面も違うのでしょう。それぞれの臨終の迎え方を尊重し、見守っていくのが私たちの役割ではないかと思います。

●看取りのパンフレットの紹介
　看取りのパンフレット
　　「家で看取ると云うこと
　　　　～人生の旅立ちは家族の声に包まれて～」
　　　　　　　　　　　　　　たんぽぽ企画　定価700円
　購入はこちらから
　http://www.drtampopo.jp/book14.html
　もしくは（ゆうの森　看取りのパンフレット）で検索してください。

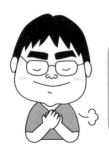

一人ひとりそれぞれの
看取り方がある

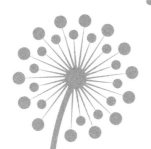

21 家で亡くなったら
警察沙汰!?

ここ数年、著名人が自宅で療養を続け、亡くなったというニュースを耳にすることが増えてきました。その一方で、「家で最期を迎えたい」と言うと「家で亡くなったら警察沙汰だよ」と忠告する人もいます。少し前までは医師ですらそのような人もいました。

　それは、自宅で亡くなる方のすべてが、穏やかな「在宅看取り」というわけではなく、異状死や不審死も含まれているからです。それが警察に届け出が必要ないわゆる「警察沙汰」です。しかし、自宅で亡くなっても、警察に届け出が必要な場合とそうでない場合は明確に分かれています。医療従事者でも、そのルールを誤って解釈していることがあり、このことが、本人が望んでいても自宅での看取りが叶わない理由のひとつとなっているのではないかと考えます。

　厚生労働省の「死亡診断書記入マニュアル」（2020年度版）では、自らの診療管理下にある患者が、生前に診療していた傷病に関連して死亡したと認める場合に「死亡診断書」を、それ以外の場合には「死体検案書」を交付すると記されています。死体検案書は医師のみでも交付できるため、検案書交付のために警察を呼ぶ必要はありません。

　警察を呼んで検視が必要になるのは、死体を検案して「異

状」を認めた場合のみです。また、在宅で医師が最期の時に立ち会っていなくても、生前の診療後24時間以上たって診察した時、生前に診療していた傷病に関連するものと判断できる場合には死亡診断書が交付できます。しかし、救急病院に搬送されて病院で死亡が確認された場合には、状況がわからず検視となってしまうこともあります。

「死亡診断書」か「死体検案書」か、はたまた「警察沙汰」なのか……。「自宅での看取り」が、見直されている今だからこそ、その人の最期を誰がどのように診断するのかを、医師のみならず、関わる専門職が理解しておくことは重要なことだと思います。

在宅医療に関わる人たちにとって、自宅での看取りは身近なものですが、病院で亡くなる人が約 8 割を占める今の日本社会では、最期の時に、本人の意向よりも周囲の人の意見や医療が優先されることが少なくありません。

だからこそ、かかりつけ医や在宅医、家族や友人らと、自分は何が好きで、どこでどのように過ごしたいのか、そして、どんな人生の最終章を迎えたいのかを、元気なうちからいろいろ話し合っておくことがとても大切なことだと思うのです。

（令和 2 年 8 月19日　愛媛新聞四季録）

たんぽぽ先生のひとこと‥‥‥‥‥‥

　日本では病院で亡くなる人は8割で、約2割の方が自宅など
で亡くなると述べてきました。しかし「どこで亡くなりたい
か」と問うと、約8割の人が「自宅で」と答えているのです。
多くの人が家で亡くなりたいと望んでも、実現は難しいという
のが日本の現状です。

　では、何が「自宅で亡くなること」を困難にしているのでし
ょうか？　一つには「病院で亡くなることが常識になっている」
ということ。自宅で最期を迎えたくても、どうすれば実現でき
るのか、その方法が分かりません。「家で死んだら警察沙汰に
なる」と思っている方もまだまだいます。在宅医や訪問看護
師、ケアマネジャーなどの専門職のサポートを受けながら家で
看取ろうと考えていても「こんな状態なのに病院に入院させな
いのは非常識！」と親戚や周囲から言われて気持ちが揺らぐご
家族もいます。

　日本の病院は快適です。医師も看護師も常駐し、介護も万全
で何の不安もありません。そんな安心安全で快適な病院を出て
自宅で最期の時間を過ごし亡くなっていくことを考えると、患
者さんもご家族も不安になるのは当然です。在宅医療に関わる
人はこの不安を取り除くことが大切なのです。

　自宅で亡くなっても警察沙汰になるわけではありません。自
宅での看取りを望む人たちを周囲の医療介護の専門職や地域の
人がしっかりとサポートしていく必要があります。

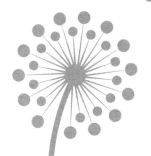

22「何も言えねえ！」

ある日、「腰痛で寝たきりとなり、床ずれがある患者さん宅に訪問してほしい」とケアマネジャーから依頼がありました。その男性は奥さんと2人暮らしで、訪問するといきなり「何しに来た！　帰れ！」と怒鳴られました。お酒の匂いもプンプンしており、朝から焼酎を飲むのが日課のようでした。私は「腰痛で動くのがつらそうですね。右足に床ずれができていると聞きました。ちょっと診させてください」と言うと渋々足を出してくれました。床ずれはそれほどひどくはなく、簡単な処置をし、腰痛緩和のため体のポジションを調整しました。

　家族から酒をやめるように説得してほしいと頼まれ、「朝から酒を飲むのはやめたらどうか」と言うと、「わしは88歳まで好きなように生きてきた。このままやりたいことをして死にたい。酒を飲んで何が悪い。文句を言うなら帰れ！」と再び一撃されました。それでも何とか採血はさせてもらえました。

　次回の訪問時も、「また来たのか！」とご立腹の様子でした。また朝から酒を飲んでいるようで顔を真っ赤にしています。「今日は先日診させていただいた床ずれの処置に来ました」と言うと、渋々中に入れてくれました。さて、血液検査の結果ですが、あれほどお酒を飲んでいるにもかかわらず、全く異常がなかったのです。お酒が影響する肝臓機能も正常でした。本人

は得意げに、「そうやろう。わしもそう思とった。文句あるか!わしは酒をやめんぞ!」と上機嫌です。「わしはちょっと前まで好きな釣りやゴルフをしていたが、腰が痛くなったのでやめた。これまで十分やりたいことをやったので、いつ死んでもええ。死ぬまで酒を飲みたい!」とのこと。

家族は酒をちょっとでも控えさせたいとの希望でしたが、酒が特に本人に悪さもしていない状況ですし、私もこれがこの人の生き方なのだと感じてきました。医療者はついつい医療を優先しがちですが、医療が生活の邪魔をしてはいけないですね。これ以上、「何も言えねえ!」でした。

その後、酒を飲むことを受け入れた私を本人も受け入れ、世間話から人生についてまで様々な話をするようになりました。今は本人も私の訪問を毎回楽しみに待ってくれています。腰痛も良くなり、支えを持ってなんとか歩けるようにもなりました。先日は、「先生が来るのを待っていたのに、遅かったぞ!」と、またうれしい一撃をくらいました。

こうしてまたひとつ、患者さんから大切なことを教えられる毎日です。

(令和2年8月26日　愛媛新聞四季録)

たんぽぽ先生のひとこと・・・・・・・・・・・

　在宅の患者さんは、自分らしく過ごしたくて家にいるはずです。自分が心地よいように暮らすのが一番です。医療者としては、こうしたら楽になるとか、こうしたら病気にならないとか、この病気は治療できるなど、医療に関する情報は伝えてあげないといけませんが、最終的には患者さんの自己決定と自己責任です。医療が生活の邪魔をしてはいけないですね。

　その後の訪問診療で、この患者さんと以下のようなやりとりがありました。ドアを開けて部屋に入ると、Aさんは布団に入って寝ています。声をかけると、「あーよう寝た」と本人。

Aさん：「先生、朝は寝れるんじゃけど、夜は寝れんのよ。」

私：「それは、朝、酒を飲むけん、午前中寝てしまって、夜眠れんのじゃないですか？　朝焼酎は何時に飲むんですか？」

Aさん：「7時頃じゃ！」

私：「その後、また寝るんですね。それじゃ夜寝れるわけないでしょう。前から言ってるように、朝の焼酎を止めたら午前中寝ずに夜寝られると思いますよ。」

私：「それはそうと、Aさん、お風呂は入っとるかな？」

Aさん：「そんなもん、もう2年は入っとらんわ！」

Aさんの奥さん：「あんた、何言よるんよ！　夏には1回シャワーしたろがな。」

Aさん：「そんなん覚えとらん。でも、わしは1日中何もせんけん、風呂に入らんかっても身体はずっときれいなままで、汚くならんから大丈夫じゃ。」

私：「Aさん、何もしなくても身体は汚れるので、お風呂はやっぱり入りましょうね。」

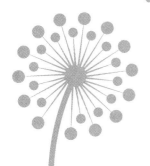

23 死に向き合う

今の時代、「がん」という病名の告知が本人にされることは一般的になりました。しかし、病名は告げたけれど、その後本人との対話が十分になされておらず、本人も家族も、そして医師すらも死に向き合えていないと感じることが多くあります。

　家族には「年は越せないかも」「お盆まで持つかどうか」などと、亡くなる頃を予測する話をしますが、本人にはその真実を告げられないことがまだまだ多いと思います。「本人に本当のことを知らせるのはかわいそうだ」という家族の思いから、本人の意思は蚊帳の外となって治療やケアの方針が決められていくのです。

　残された命の具体的な期間を伝えることが重要なのではありません。自分の命が「限られた命」だと認識することが大切なのです。人間は生まれたらいつか必ず亡くなることをお伝えすると、多くの人は「その通りだ」と納得されます。これからどう生きるかを考える方向性は、死に向き合っているかそうでないかで大きく違ってくると思うのです。死に向き合うことで、その限られた貴重な時間を自分はどう過ごしたいのか、本当の意味で考えることができると思います。

　本人が亡くなった後で本当はどうしたかったのだろうと思い悩む家族はことのほか多いと思います。本人が意思表示できる

のならば、どのような選択を望むのか、本人と向き合って話を
しておきましょう。1つでも本人の願いがかなったならば、遺
される家族はどんなにか気持ちが楽になることでしょう。

　本人への告知を避けるのは、医師自身も患者の死に向き合え
ていないからだと思います。日本の医療は「病気を治すこと」
を目指してきました。そして、多くの医師は「死は医療の敗
北」だと考えてきたのです。医学教育においても、「死に向き
合う」という具体的なことは教えられていないのが実情です。
医師が患者の死に向き合えずに、どうして患者さんや家族が死
に向き合うことができるでしょうか。

　戦後、日本の医療は、早期に病気を見つけ、診断して治療す
ることを目的に発展してきました。そして多くの人がその恩恵
を十分受けてきました。しかし、超高齢社会を迎え、亡くなる
人の多くが高齢者となる「多死社会」へと時代は変化していま
す。これからは「長生き」を目指す医療から、「いつか亡くな
るその時に、どんな最期を迎えたいか」という看取りの質を高
める医療が求められていくでしょう。そのためにも、「死に向
き合う」ことは、今後の医療の変革への「試金石」となるので
はないかと私は思うのです。

（令和2年9月2日　愛媛新聞四季録）

たんぽぽ先生のひとこと・・・・・・・・・・・・

　当院には日々多くのがん患者さんが紹介されてきますが、驚くことにその半数以上が十分な告知を受けていません。本人がかわいそうだからと言う理由で、本人の思いは蚊帳の外のまま療養方針が話し合われているのです。がん以外の患者さんでは、誤嚥性肺炎で絶食になったままの患者さんが当院へ転院してくることが多いです。死に向き合い切れない日本の医療の現状があるのです。

　人はいつか必ず亡くなります。いつか亡くなる時にどんな最期を迎えたいでしょうか？本人の命なのですから、本人にそれを確認するのが一番だと思います。もし意思が確認できなくても、「今、本人が判断できて話せるとしたらどう言うだろう？」と周囲の人が本人の気持ちを汲んで考えてあげてほしいと思います。死に向き合わなければ、本当の意味で限られた命をどう生きるかを考えることはできません。本人の意思を尊重し亡くなるまでどう生きるかを考える医療が多死社会では大切になります。

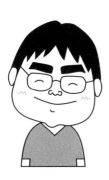

限られた命に
向き合わなければ、
本人が本当にやりたいことは
わからない。

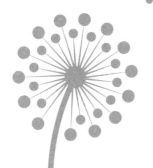

24 命のバトン

ある70代の男性のお話です。末期がんで余命（残された命の期間）があと数日となった頃、県外に暮らす娘さんやお孫さんたちも実家に帰ってきました。せっかく帰省したというのに、小学生のお孫さんたちはいとこたちとゲームに夢中です。娘さんも子供たちに、おじいさんのことを話そうとはせず、遊ばせていました。このような状況の中では「おじいさんのために、今何ができるのか」子供たちが気付くことはできません。

　しばらくして、私はお孫さんたちに声をかけ、おじいさんが置かれている状況について話をしました。

　私は3つの大切なことをお孫さんたちへ伝えました。1つ目は、おじいさんはこれまで一生懸命治療を頑張ってきたけれど、もう治らない病気であること。2つ目は、おじいさんは限られた命であること。3つ目は、だから今、おじいさんのそばにいて、いっぱい「いい時間」を過ごそうということです。このように、例えばお父さんやお母さんが、がんと闘った末に最後の時を家で療養することになった時も、私は子供さんに同じことを話します。

　お孫さんたちは私の目をじっと見つめ、話を真剣に聴いていました。彼らは何も好んでゲームばかりしていたのではなく、おじいさんの家に帰ってきたものの、何が起こっているのか誰

も話してくれず、寝たきりのおじいさんに何をしてあげれば良いのかわからなかったのです。

　翌日診療に伺うと、おじいさんの枕元には「じいじ、ファイト！」とペンで大きく書かれたお孫さんたちからのメッセージが置いてありました。みんなベッドの近くでおじいさんに寄り添い、見守るようにして遊んでいました。

　孫が祖父を見送るという、家族の歴史として当たり前の過程であっても、子供には話してもわからない、伝えるのは酷だと事実を伝えないことが多いのではないでしょうか。死に向き合うことはつらいことですが、死をタブー視するとそのことは触れてはならないものになってしまい、その時の記憶が残らなくなることすらあります。子供なりに想い悩み、旅立とうとする祖父に何かできることはないかと一生懸命考えるはずです。あの時に何もしてあげられなかったと後悔させないためにも、しっかりと祖父の死に向き合えるよう、大人が手助けしてあげましょう。

　大人だけでなくどんなに小さい子供でも、家族一緒になって「命のバトン」をつなぎ、尊い「いのち」をしっかりと受けとめることが大切だと思います。

（令和2年9月9日 愛媛新聞四季録）

たんぽぽ先生のひとこと・・・・・・・・・・・

　病院に入院していると、子供が病院に行って患者さんと時間を共有することはなかなか叶いません。自宅だと一緒の時間を共有しやすいのですが、子供が患者さん本人にどう向き合えるかは、家族や関わる医療関係者によります。ついつい小さい子供だからと大人たちが本当のことを話さないと、子供は患者さん本人と関わる方法がわからずに避けてしまうことになります。子供が本当は関わりたいのにそれができずに家族が亡くなってしまうと、大人になった時に当時の記憶が飛んでしまうような事例もあるようです。子供たちが患者さんにしっかりと向き合うために、周囲の大人たちがまず家族の一員として、しっかりと患者さん本人に向き合ってほしいのです。そして、それをサポートするのが在宅医や在宅サービスの専門職です。誰かの死を避けることなく、家族みんなが「命のバトン」を繋ぐことができるよう支援していきたいですね。

子供さんに告知する際の3つのポイント
①これまで治療を頑張ってきたが、もう治らない病気であることを伝える
②限られたいのちであることを伝える
③だから側にいて、一緒に「いい時間」を過ごそう

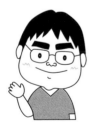

死に向き合い、いのちのバトンを家族に繋いでいく。

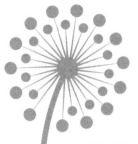

25 一人暮らしでの
看取り

「老々介護でも在宅医療は可能ですか？」とよく聞かれます。老々介護で在宅医療を開始する時に、私が高齢のご家族に必ずお伝えするのは、「介護する方は、何もしなくていいんですよ」という言葉です。在宅医療に携わる人たちが、一人暮らしでも家で看取ることが可能な地域を目指して患者さんの支援をすれば、どんな病気や障がいがあっても家で暮らし続け、看取ることができると私は思います。

　では、具体的にどうすれば一人暮らしの人を看取れるのでしょうか？　様々な専門職と協働し、サービスを提供するのはもちろんのことですが、必要となる重要な3つのポイントがあります。

　1つ目は、本人も家族も自宅での看取りを望んでいることです。望んでいなければ、病院や施設を検討されることになるでしょう。

　2つ目は、亡くなる最後まで点滴や人工栄養を続けないことです。これらを最後まで続けると、必ずと言っていいほど吸引が必要になります。そうすると本人がしんどくなるばかりか、吸引する人が常にそばにいなければならず、一人暮らしではなくなってしまいます。最期は人工栄養などをせずに、食べたいものを食べられるだけ食べ、楽に過ごすことができる自然な看取りを目指すことです。

　3つ目は、亡くなる瞬間を誰かがみていなくていいということを理解しておくことです。私はこのことが最も重要だと思っています。多くの人が、息を引き取る瞬間を誰かが見届けなければならないと思っていますが、一番大切ことは本人が楽に逝けることであり、必ずしも亡くなる瞬間をずっとそばでみていることではないと思うのです。家族は片時も離れずに見守り、息を引き取る瞬間を見届けようと頑張ってしまいます。このために、自宅での看取りはできないと諦める家族もいるくらいです。

　「亡くなる瞬間をみていなくてもいい」という認識が一般的になれば、日本の看取りの文化も変わることでしょう。一人暮らしの看取りにおいても、必要な支援にサービスを使い、例えばヘルパーが訪問した時に患者さんが亡くなっていたとしても、慌てずに対処できるようになると思います。

　多死社会を迎え、これから一人暮らしの人の看取りは増えていくと思います。一人暮らしでの看取りを望む方には、この3つのポイントをあらかじめ本人にお伝えし、亡くなる瞬間がどうなるのかもイメージできるように私はお話しします。どのような最期を迎えたいのか、死に向き合えば、本人の望む最期が可能になるのです。

（令和2年9月16日　愛媛新聞四季録）

たんぽぽ先生のひとこと‧‧‧‧‧‧‧‧‧‧‧

　高齢化と核家族化が進み、老々世帯が増えています。配偶者が亡くなれば、残された方は一人暮らしとなります。核家族化が進んだ社会においては子供世帯との同居は叶わず、施設への入居か一人暮らしとなることが多いようです。当院に紹介されてくる一人暮らしの患者さんもどんどん増えてきています。

　「一人暮らし」の先を見据えた時、施設入居なのか、子供世帯との同居なのか、一人暮らしのままで看取りを望むのか？在宅ケアを提供する私たちは、どの選択肢でも選べるように支援していかなければなりません。患者さん本人が望めば、たとえ一人暮らしでも看取ることができるのです。

　「一人暮らしでも自宅で生活し、住み慣れた場所で最期を迎えられるのですよ」と自信を持って言える地域をつくっていきましょう。

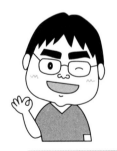

一人暮らしでも
自宅での看取りは可能です。

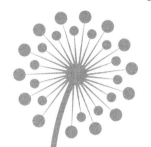

26 納得できる
　　最期とは何か？

96歳の一人暮らしの女性のお話です。この方はヘルパー等の在宅サービスを利用しながら穏やかに生活されていました。診療に伺う度に、「先生、自宅で苦しまないように楽に逝かせてください」と言われていました。尊厳死宣言書に署名され、自分の意思を貫くために、公証役場に遺言を残しておられました。

　女性からは、状態が悪くなっても長男には連絡しないでほしいと明確な意思表示がありました。長男さんは責任ある立場で仕事をされており、女性が連絡を望まないのは、長男の仕事に迷惑をかけたくないとの思いからでした。女性は死に向き合い、自分のことは自分で行いたいと旅立つ事前準備もしっかりされていたのです。一人暮らしで逝くためには、本人の明確な意思と自分が亡くなった後のことをイメージしておくことが大切です。

　それから女性は徐々に食事がとれなくなり、ある日、担当ヘルパーから発熱の連絡があって往診したところ、誤嚥性肺炎を起こしていました。低酸素状態でもあり、入院を勧めましたが、頑として入院を拒否されました。一人暮らしですし、入院しなかったら亡くなるかもしれませんとお話ししましたが、本人の意思は変わりません。病院ではなく、家で亡くなりたいという本人の強い希望は、ずっと一貫し、ご長男に連絡をしない

ことも改めて強く希望されました。

　往診を終えた私は、朝までに亡くなっている可能性もあると思い、ヘルパーやケアマネジャー、訪問看護師などに連絡をとり、緊急時の対応を確認しました。「長男さんに絶対に連絡しないよう言われているが、本当にそれでよいのだろうか」と皆で悩み続けました。

　最終的に私は本人の意思に反し、東京の長男さんに電話をかけました。すると長男さんは、「母がそんなことを言っているのですか？　連絡していただき、ありがとうございます。もちろんすぐに帰ります」と言われ、ご家族と本人は会うことができたのでした。本人が亡くなられた後、「おかげさまで母と最期の別れを果たすことができました。母は、私、嫁、息子の手を握り、『いっぱい、幸せ』と二度はっきり申したのが最後の言葉でした」と、長男さんから手紙が届きました。

　私たちは、「本人と家族にとっての最善とは何か」を最後まで追求しながらかかわることを忘れてはいけないと教えられました。本人の意思を尊重し、医療者も一緒に悩みながら最善を探していくことが、本人・家族が最期に納得できる看取りにつながるのだと感じました。

（令和 2 年 9 月 23 日　愛媛新聞四季録）

たんぽぽ先生のひとこと‥‥‥‥‥‥

　「一人暮らしでの看取り」を受けて、自宅での看取りを強く希望された96歳女性のお話を取り上げました。長男には絶対連絡しないようにと繰り返し、自分が亡くなった後の準備もすべてされていました。このように、一人暮らしでの看取りを実現するためには、本人の強い希望とご家族の同意が必要になります。実は、長男さんは重要な地位を占める仕事をされている方で、その仕事の邪魔をするわけにはいかないというお気持ちから、連絡することを拒んでいたのでした。連絡をしないでほしいと言われたが本当にそれでいいのか、私たちケアチームは迷いました。その本人にとって何が正解かは誰にも分かりません。患者さんが重要な決定をした時、その選択肢をただ漫然と受け入れるのではなく、本人とご家族にとって最期に納得できる選択であるのかを何度も考えるプロセスが大切だと思っています。

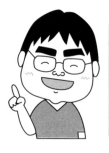

本人とご家族双方にとっての最善は何かを追求する。

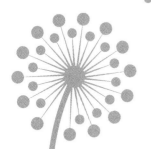

27 亡くなるまで
食べることの意味

「四季録」執筆を開始してから、毎回記事を切り抜いて保存しているとか、家族で記事を元に話し合っているとか、皆さまからのうれしい声がたくさん届き、その反響に自分でも驚いています。今回は、四季録がきっかけで診療が始まったケースをご紹介します。

　神経難病で長い間在宅療養をされてきた南予の80歳代の男性は、延命治療を希望せず、自然で穏やかな最期を望んでいました。ある時、自宅で転倒し、入院中に誤嚥性肺炎を起こしたため、食事ができず点滴をしながら何回も吸引が必要な状態となりました。

　松山に住む男性の娘さんは私が書いた四季録を読み、「父にこんな医療を受けさせたい」とたんぽぽクリニックを訪ねて来られました。父親が「家に帰りたい。帰れないなら死なせてくれ」とずっと言っているというのです。娘さんは、高齢の母親だけでは自宅での介護は不安だが、父親の意思に反してこのまま病院で最期を迎えるのは忍びないと言われます。私が当院では最後まで食支援をしていることを話すと、迷わず南予の病院から松山市の当院病床へ転院されてきました。

　今後の方向性を皆で確認したところ、点滴や吸引をやめ、口から食べられるだけ食べて自然に看取ってほしいという意向は

　ご本人・ご家族ともに明確でした。その後点滴を中止すると、1日に10回程度していた吸引は翌日には必要なくなりました。

　しかし本人の意向とはいえ、本当にこの選択でよいのか、ご家族には迷いがありました。その気持ちを感じた私が、「食べたいものがありますか?」と男性に尋ねると、男性は「ウニが食べたい!」と即答されたのです。

　男性の嚥下検査の結果はあまり思わしくなく、食べられる可能性はわずかでした。しかし、管理栄養士、調理士、言語聴覚士らが本人の食べやすい柔らかさに工夫し、ウニを食べることにチャレンジしました。すると、「おいしい!」本人のこの声と笑顔に、ご家族は涙を流して喜ばれ、この選択に納得されました。

　人生の終末期に食べられなくなり、点滴や注入せずに自然な看取りを行う時、それを見守るご家族は、本人の命を縮めたのではないかという葛藤に苛まれる時があります。医療的に食べることは難しいと診断されても、ご家族には大切な人に好きなものを味わってほしいという思いが変わらずにあります。そんな時、医療を最小限にするからこそできる食支援の取り組みが本人には喜びをもたらし、ご家族の気持ちも楽にするのです。男性はその後退院し、自宅で望みどおり穏やかな最期を迎えることができました。　　　　　（令和2年9月30日　愛媛新聞四季録）

たんぽぽ先生のひとこと・・・・・・・・・・・・

　「四季録」の執筆を開始して、多くの方から反響をいただきました。びっくりしたのは、私の四季録の記事を毎回切り抜いて保存している方が多いことです。診療に行くと、切り抜いた記事を見せてくれます。蛍光ペンでチェックしていたり、ノートにきれいに貼り付けてくれている方もいました。毎回、夫婦で私の「四季録」を読み、自分たちの人生会議を重ねている方もいました。四季録を読んで、当院に診てもらいたいという方や、将来診てほしいと問い合わせてこられた方もたくさんいます。それが実際に診療することにつながったり、その後看取りをさせていただいた方もいました。

　私が考える「四季録」の効果は、実際の診療で私たちが関わる方たちだけでなく、これまで私たちと関わることがなかった方たちにも、在宅医療という選択肢があることを伝えられたことです。「四季録」を書くたびに、たくさんの方から心のこもったお手紙やご連絡をいただきました。その1つひとつが私の胸に温かく刻まれています。皆さま本当にありがとうございました。

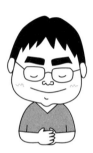

亡くなるまで食べたいものを
食べることができると、
本人も家族も満足するんです。

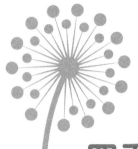

四季録を読んだ
読者からの声

先生のお話、95％納得です。同居の娘も読んでいるので、私の意思が通じると思います。重い課題を楽しくわかりやすく教えていただき、誠にありがとうございました。5％は自分の心の頼りなさです。でも私の住んでいる松山には永井先生がいらっしゃる幸運をかみしめながら乗り切ります。どうかお元気でご活躍くださいますように。

　今、私の手帳には7月29日の愛媛新聞の四季録のコピーがあります。

　大切な人の死に目に会えないことは不幸ではない。亡くなる時に大切なことは、その瞬間をみることではなく本人が楽に逝けること……。この言葉に救われました。9年前の夏、私は久万から松山まで仕事が終わってから通っていました。たまたまその日は県内に住む長女・県外に住む次女も帰ってきていて母に「また来るね」と挨拶をして帰り、いつもは夜帰る私もその夜は姉と二人、病室に泊まっていました。二人がいたのに、それなのにロビーで看護師さんと少し話をして病室に戻ったら母はもう一人で逝ってしまっていました。一人で逝かせてしまった。こんなに近くに居たのに、それも私が看護師さんと話がしたくて……本当は誰にも言っていませんが、私が体力の限界を

感じ始め、母のことをいろいろ聞いていたのです。なんとバチ当たりな娘でしょう。

　母を姉と二人、心ゆくまで看ることができて良かったと思いながら最後の最後でこんな事になってしまって、その思いがずっと心に引っかかっていました。新聞の記事を読んで本当に救われました。ありがとうございます。私にはこれから義父と姉を看る大仕事が待っています。それはいつ始まるのかわかりませんが……この二つは私の人生の大きな仕事と思いコロナのこの熱い夏も乗り切りたいと思います。

　私は夫が亡くなって３年になる87歳の老女でございます。

　水曜日の四季録の記事を拝読致しまして水曜日を待ち遠しく思っております。５月からずっと記事を切り抜かせていただき、苦しい時など読ませてもらっていました。亡くなってから、ああすればよかったと悔いばかりの毎日でした。

　でも、特に先生の四季録の「最期の瞬間に医師はいらない」と「大切な人の死に目に会うということ」を拝読して心がとても楽になりました。

　夫は亡くなって３年が経ちますが、自分は精神的にも鬱になっていましたが、今では苦しい思いをすると先生の記事を拝読

してより人の死を納得できるようになりました。また、自分の
ことも考えますとき、先生のお言葉通りにしてもらうように頼
むつもりでおります。子供に伝達しておきたく思っています。
先生の記事を拝読してどんなに多くの人が納得して安らげるこ
とかと思います。死に対するお言葉の数々をいただき心が落ち
着きました。心からの感謝の気持ちでいっぱいでございます。

　私は５月３日より四季録の切り抜きをノートに貼っておりま
す。「ヒトを診る医療」の文章、涙が止まらない思いでした。
又、「何にも言えねえ」は笑い顔となり、「あら、笑てたわい」
と一人言を言いました。先生のお人柄を思い人生の最後に先生
のお話しを夫に聞かせてやれたらと、又しみじみ悔いの思いで
す。「お酒飲みたかったのに病気のせいで飲ませずに、少しで
も飲ませてやったらとずーっと悔いが残っています。先生にお
逢いしてお話しできていたら夫もどんなに喜び私も納得して送
れたのにと思うばかりです。四季録は大切にして息子達にも読
ませます。先生の多くのお言葉通り潔く黄泉の国に旅立ちたい
としみじみ思うこの頃です。

　私は毎週水曜日、愛媛新聞が待ち遠しく永井先生の四季録を

胸をときめかせながら拝読させていただいております。「在宅医療専門クリニック」「誰のための医療なのか？」「最期の瞬間に医師は要らない」どの回も、どの回もこころふるえます。私どもに理解しやすい言葉を選んで「いのち」というものを、かみくだき丁寧にご教示下さる。私は、永井先生のご講演を何度か拝聴させていただきました。その折、理解未消化のところもございました（もちろん私の未熟さのせいで）。今般の「四季録」で本当によくフォローしてくださり、とても有り難いです。地域住民にとって「たんぽぽクリニック」のような素晴らしい医療機関が身近に存在する。幸せなことです。

ずっと在宅医療に情熱を注いでこられ、どれだけ沢山の人々が望み通り慣れ親しんだ自宅で最期まで過ごすことができたことでしょう。本人はもちろん、家族も悲しみはありながらもこれで良かったんだという満足感さえ感じることができたと思います。

私の母は、施設から手術のため病院に移りそのまま亡くなりました。食べられなくなってからはやはり点滴や胃ろうを選択する必要に迫られました。でも、先生の書かれた記事を読んだり経験談を読んだりして、そのときはこうしようと決めていたので迷う事なく「自然な形で……」とお願いしました。おかげ

さまで母は少しの間苦しそうな顔を見せましたが、その後は静かに寝ているまま息を引き取りました。１本も管につながれることなく過ごせてどんなにか自由だったでしょう。先生のおかげで自身をもって母が「楽なように、やりたいように」そして私たち家族が「後悔しないように」決断できて本当に感謝です。ありがとうございました。「四季録」を読ませていただき、先生もがんを患われたとか・・今のお元気そうな姿からは想像もしませんでしたからびっくりです。でも、経験者にホームドクターとして診ていただけることは、こんなに心強いことはありません。

《愛媛新聞「こだま」より》
「四季録」から最期を考える

　たんぽぽクリニックの永井康徳医師が執筆されている水曜日の本誌「四季録」を毎回引き込まれるように読んでいる。５月20日付の「一人称の死」によると、これまで２千人以上の患者さんの看取りに関わられたとか。現場を踏んだ方の言葉は何と説得力があるのだろう。私は両親と夫を見送った経験から自分の生のしまい方を考え、尊厳死の手続きをして「延命治療は要らない」と意思表示もした。が、「一人称の死」を読み、自分

の覚悟がまだ十分でなかったような気がした。それで、死が間近に迫ったときに私があらぬことを口走っても意思表示の通りしてほしい、と家族に再確認した。5月27日付の「ブラックジャックの名言」からは実に多くの教訓を受け取った。死期が迫ったとき、遠方にいる家族が「自分が帰るまで生かしておいて」と要求する話は多々ある。私の息子も東京にいるので、永井先生の「四季録」を毎回コピーして送り、共通認識を持つ手がかりにしている。

在宅医療の取組みに興味

　毎週水曜日の本紙「四季録」で、たんぽぽクリニック医師、永井康徳さんの在宅医療の取り組みを興味深く拝読している。読み始めた時、俳優の故緒形拳さんの遺作となった「風のガーデン」を思い出した。在宅医療で地域の方の最期に立ち会う医師を演じていた。四季録に書かれていた場面がドラマにもあったなあと思った。本人は自宅での最期を希望し、その気持ちに沿うよう医師と家族が心を一つにする。ドラマでも点滴の場面はなかったように思う。6月17日付の「点滴をする選択、しない選択」を読んでから、ずーっと考えている。口から食べられるだけ食べ、点滴をせずに枯れるように逝けたらいいなあと考

え、娘には「最期に点滴をすると、過剰な水分となり処理できなくなって苦しいらしい。点滴をしても元気になるわけではない」と言い、点滴はしたくないことを伝えた。永井先生の考えを四季録を通して学ばせていただいている。

◆ ◆

医師の温かい言葉、心に響く

　5日付けの本紙「四季録」で、永井康徳医師の講義を受けた研修医の一人の感想が紹介されていた。その研修医は学生時代、がんだった父をみとることができず後悔していたが、永井医師の「亡くなる瞬間はみていなくてもいい」に気が楽になったという。私も母の臨終に立ち会えず引きずっていたが、これで安堵した。母の最期の言葉を聞けなかったこと、母へ最後に言葉がけできなかったことをずっと悔やんでいたのだ。

　私が帰国するまで延命治療はできなかったのかとも考えた。だが、研修医が永井医師から学んだ「本人が楽に逝けることが一番大切」は、私の心にも響いた。母をみとっていただいた医師もそうお考えになっていたと思うと納得できる。本人、家族に寄り添い温かい言葉かけのできる医師が増えていくことを望む。

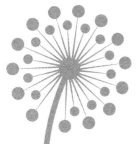

エピローグ
「在宅医療で
　　　　大切なこと」

在宅患者さんの置かれている状況によって、大切にしなけれ
ばならないことが違ってくると私は考えています。「在宅医療
導入時」「療養中」「ゴール」の３つのステージに分けてお話し
します。

『在宅医療導入時』に大切にすること

　それは「患者さんの不安をいかに取り除くか」です。病院か
ら自宅に戻ることが決まり、喜んだのもつかの間、患者さんの
中には様々な不安が沸き起こります。「心身の状態が不安定な
まま退院しても、家でやっていけるのだろうか」「夜、体の具
合が悪くなった時はどうしたらいいんだろう」「病院ではいろ
いろな医療処置をしてもらっているが、家でも同じことをして
もらえるのだろうか」等々。ご家族にしても「介護は大変そう
だが、自分にできるのだろうか」とか「人の死を経験したこと
がないのに、本当に家で看取ることができるのだろうか」と不
安や心配は尽きません。

　その不安をなくすには、患者さんが自宅での療養を具体的に
イメージでき、「自宅に戻ったら、自分は訪問看護や介護の
サービスを受け、夜中に体調が悪くなったら、このクリニック

に連絡をすればいい」と思い描けるくらいに環境を整える支援
をすることです。

　自宅に戻ってしばらくの間は訪問の回数を増やして患者さん
に安心してもらうとともに、信頼関係の構築にも努めます。
「その患者さんにとって、一番安心できる訪問頻度」を一緒に
考えるのです。不安だから週に何回も訪問してほしい人もいれ
ば、静かに過ごしたいから2週に1回でいいという人もいま
す。画一的に対応をするのではなく、「その患者さんの病状と
希望」に合わせ柔軟に対応するのです。

　さらに患者さんが「今、一番つらいことは何か」を知り、真
っ先にその解決に取りかかります。このことが、患者さんとの
信頼関係を深めるきっかけにもなります。

『療養中』に大切にすること

　それは「安心」です。

　以前、京都のお寺の僧侶が当院に見学に来られました。まだ
若い方でしたが、修行を積まれた高名なお坊さんで、緩和ケア
の現場を見たいとのことでした。その日は訪問スケジュールの
関係で同行する看護師はおらず、私とお坊さんの2人だけで

患者さん宅を訪問しました。

　その日の診療を終えて、お坊さんが「在宅医療で大切なことは、安心ですね」と言われたのです。この言葉に、さすがは宗教家の方、こんな短時間でも本質を見極められるのだと驚きました。

　私も普段から患者さんとご家族が安心して自宅で療養できることを心がけて関わっています。短時間見学しただけのお坊さんは、果たしてどこに安心を見出したのだろうか……と知ってみたくなりました。

　在宅でも病院と変わらない医療やケアが受けられることや、24時間の往診体制、技術やシステム面がしっかりしていることでしょうか？ 確かに、夜中に医師と電話も繋がらないとなると安心はできません。でも、それだけが安心できる理由ではないと思いました。なぜなら、お坊さんは続けて「宗教も同じなんです」と言ったからです。宗教と在宅医療に共通の安心感があるとすれば、その源は『信頼関係』かもしれないと感じました。

　「この先生、この看護師さんは信頼できる。この人たちの支えがあるから自宅で心安らかに過ごせているんだ」と患者さんやご家族が思ってくれたなら、医師・看護師冥利に尽きるとい

うもの。患者さんやご家族と私のやり取りの中に「信頼」を見出してくれたのなら、それはとてもありがたく嬉しいことです。

『ゴール』で大切にすること

それは「納得できること」です。在宅医療の場合、ゴールは死であることがほとんどです。亡くなった本人が納得しているかどうかを知ることはできませんから、これはご家族の気持ちです。ご家族が大切な人の死に際し、「自分たちは最善を尽くして看取った」と思えるかどうかにあります。

どれだけ手を尽くしても、家族は「あの時、別の選択をしていれば、まだ生きていたかもしれない」と後悔するものです。そんな時ご家族の苦しみを和らげ救いになるのは、「あの時、あれだけ一緒に悩んで決めたことだから、これでよかったんですよ」という患者さんに関わった専門職たちの心からの言葉なのです。

選んだ方法でよかったのだといつか思ってもらうためにも、患者さんの状態が変化する局面においては、医療者の主観をもたずにすべての選択肢を提示してください。食べられなくなっ

た時には、人工栄養や点滴、自然な看取りの選択肢まで、それぞれを選択した場合のメリットやデメリットも正直に提示しましょう。できれば患者さんががまだ元気なうちからこのようなことを話し合っておく方が、ご家族はいざという時に少しでも冷静に考えられるのです。

　私が在宅医療で最も大切にしていることは、医療的なことではありません。私たちは専門職なのですから、知識や技術があって当たり前。在宅医療は患者さんとご家族に寄り添う「Beingの医療」であるというのが私の生涯の信念です。人として当たり前の思いやりや心遣いができるのかということが、どれだけ時代が変わっても在宅医療の現場では重視されるのです。「あの人がそばに居てくれてよかった」と何かの折にふと思い出してもらえるような医療者でありたいと思います。

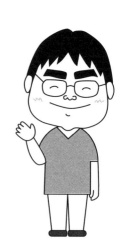

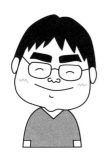

永井　康徳

医療法人ゆうの森　理事長
たんぽぽクリニック医師

【略歴】

　2000年に愛媛県松山市で在宅医療専門のたんぽぽクリニックを開業。職員３人、患者ゼロからスタートする。「理念」、「システム」、「人財」において、高いレベルを維持することで在宅医療の「質を高めること」を目指してきた。現在は職員数約100人となり、多職種のチームで協働して行う在宅医療を主体に入院、外来診療も行う。2012年には市町村合併の余波で廃止となった人口約1,100人の町の公立診療所を民間移譲した。このへき地医療への取り組みで、2016年に第１回日本サービス大賞地方創生大臣賞を受賞。全国での講演会をはじめ、「全国在宅医療テスト」や「今すぐ役立つ在宅医療未来道場（通称いまみら）」、松山市内の専門職向け研修会「流石カフェ」等を定期的に開催し、在宅医療の普及にも積極的に取り組んでいる。

【主な経歴】

- 2016年第 1 回日本サービス大賞地方創生大臣賞
- 2016年厚生労働省「新たな医療の在り方を踏まえた医師・看護師等の働き方ビジョン検討会」構成員
- 2017年厚生労働省「医療従事者の需給に関する検討会医師需給分科会」構成員
- 2018年医師の働き方改革を進めるためのタスク・シフト / シェアの推進に関する検討会構成員

【主な書籍】

- たんぽぽ先生のおうち看取り　幻冬舎
- 家で看とると云うこと　看取りのパンフレット　たんぽぽ企画
- たんぽぽ先生の在宅報酬算定マニュアル第 6 版　日経ＢＰ社
- たんぽぽ先生の在宅報酬 Q&A　日経 BP 社
- 在宅医療たんぽぽ先生の実践! 多職種連携　金芳堂
- たんぽぽ先生から学ぶ在宅医療算定ビギナーズ　南山堂
- 楽なようにやりたいように後悔しないように　たんぽぽ企画
- 在宅医療をはじめよう! 非がん患者の自宅での看取り　南山堂
- 在宅医療を始めよう! 医療を変える、地域を変える、文化を変える　南山堂

書籍の購入はこちらから

http://www.drtampopo.jp/book14.html

もしくは「ゆうの森　Book」で検索してください。

たんぽぽ先生へのお便りをお待ちしています

　「たんぽぽ先生の在宅医療エッセイ〜在宅医療で大切なこと〜」を手に取っていただき、ありがとうございます。この本を通じて在宅医療のことを知っていただいた皆さまとのご縁に、心より感謝しています。今はまだ、会ってお話しすることはなかなか叶いませんが、皆さまのご感想やご意見をいただけましたら幸いです。これからの皆さまの益々のご健勝をお祈りしています。

医療法人ゆうの森

　連絡先　　〒791-8036 愛媛県松山市別府町444番地１

　FAX　　　089-911-6333

　メールアドレス　popo@tampopo-clinic.com

　　たんぽぽを見かけた春の日に　　　2021年４月吉日

医療法人ゆうの森　たんぽぽクリニック医師　永 井 康 徳

[画家紹介]
こしのりょう
新潟県三条市出身。会社員を30歳で辞め漫画家になろうとしたが、すぐにはなれずほぼ主夫に。35歳からなんとか漫画家らしくなり、十余年。奥さんは看護師。「Ns' あおい」「町医者ジャンボ!!」「Dr. アシュラ」など医療漫画はライフワーク。現在は看護系 WEB に現場の看護師さんを取材して描いている短編「はなうた」連載中！「週刊現代」でゴルフ漫画「人生はバウンスバック」も。「居場所」と「愛おしい人達」を描きたい漫画家。プロレスとドラマと猫が大好き。noteで無料漫画を公開中。　　　　　　　　　　　　（表紙カバー絵を担当）

たんぽぽ先生の在宅医療エッセイ
～在宅医療で大切なこと～

令和3年4月20日　第1刷発行

著　　者　永井康徳
　　　　　〒791-8056　愛媛県松山市別府町444-1
　　　　　医療法人ゆうの森　たんぽぽクリニック
　　　　　電話　089-911-6333

発行販売　愛媛新聞サービスセンター
　　　　　〒790-0067　松山市大手町1-11-1
　　　　　電話　089-935-2347

印刷製本　アマノ印刷

© Yasunori Nagai 2021 Printed in Japan

ISBN978-4-86087-153-6